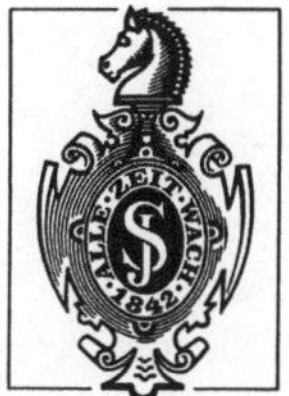

Das Prostatakarzinom

Diagnostik und Therapie

Herausgegeben von
G. Staehler und P. G. Fabricius

Mit Beiträgen von
G. Bartsch · M. Beer · H. O. Beisland
H. Bertermann · E. Bombardieri · H. B. Carter
J. Eberle · P. G. Fabricius · P. Fornara · J. T. Isaacs
T. Loch · P. J. Oefner · N. T. Schmeller · H. Schmidt
R. Senekowitsch · E. Seregni · W. Sturm
P. C. Walsh · M. Wiesel · A. Yagoda

Mit 46 Abbildungen

Springer-Verlag Berlin Heidelberg New York
London Paris Tokyo Hong Kong Barcelona

Prof. Dr. Gerd Staehler
Abteilung Urologie und Poliklinik
Klinikum der Ruprecht-Karls-Universität
Im Neuenheimer Feld 110
D-6900 Heidelberg 1

Privatdozent Dr. Paul G. Fabricius
Klinikum Großhadern
Urologische Klinik und Poliklinik
der Ludwig-Maximilians-Universität
Marchioninistr. 15
D-8000 München 70

ISBN-13:978-3-642-75655-9   e-ISBN-13:978-3-642-75654-2
DOI: 10.1007/978-3-642-75654-2

CIP-Titelaufnahme der Deutschen Bibliothek
Das Prostatakarzinom: Diagnostik und Therapie /
hrsg. von G. Staehler u. P. G. Fabricius. Mit Beitr. von G. Bartsch ... −
Berlin; Heidelberg; New York; London; Paris; Tokyo;
Hong Kong; Barcelona: Springer, 1990
    ISBN-13:978-3-642-75655-9

NE: Staehler, Gerd [Hrsg.]; Bartsch, Georg [Mitverf.]

Satz: K+V Fotosatz GmbH, Beerfelden

2113/3130-543210 − Gedruckt auf säurefreiem Papier

Mitarbeiterverzeichnis

Die Anschriften sind jeweils bei Beitragsbeginn angegeben

Vorwort

Das Prostatakarzinom (PC) ist in der Bundesrepublik Deutschland
die zweithäufigste Krebstodesursache des Mannes mit ca. 8000 Todesfällen pro Jahr (Angaben des statistischen Bundesamtes, Wiesbaden
1989).

Die Erkrankung basiert auf der funktionellen und morphologischen Androgenabhängigkeit der Prostata. Einige Fragen der Diagnostik und Therapie des Prostatakarzinoms konnten in den letzten Jahren einer Klärung näher gebracht werden. Trotzdem blieben wichtige
Probleme bisher ungelöst.

Besondere Beachtung fanden die Untersuchungen über das Verhalten von Tumormarkern (Organmarkern). Der wichtigste neue
Marker, das prostataspezifische Antigen (PSA), wurde bereits vor 11
Jahren nachgewiesen, hat aber erst vor wenigen Jahren Eingang in die
klinische Routine gefunden. Die Bedeutung von PSA-Veränderungen
durch ein Prostatakarzinom aber werden durchaus kontrovers diskutiert.

Neben der Bestimmung im Serum ist der immunhistochemische
Nachweis des PSA zur Differenzierung von Prostatagewebe wichtig.
Die klinisch relevante Frage zur Nutzbarkeit des PSA für immunszintigraphische Darstellungen konnte bisher nicht beantwortet werden.
Bedeutsam war ferner, daß die Operationstechnik beim regional begrenzten Tumor weiter ausgefeilt wurde. Nicht nur die postoperative
Inkontinenzhäufigkeit, sondern auch die postoperative Impotenzrate
konnte gesenkt werden. Darf aber die Potenzerhaltung die Radikalität
des Eingriffes gefährden und wann muß auf sie verzichtet werden?

Die Therapieerfolge beim fortgeschrittenen PC können bisher
nicht befriedigen. Die Tumorerkrankung ist zwar in über 80% einer
palliativen Hormontherapie zugänglich, aber eine Verbesserung der
Überlebensrate ist in fast 50 Jahren nicht erreicht worden. Sie liegt unverändert nach 5 Jahren bei ca. 55%. Eine primäre vollständige Androgenblockade zur Verhinderung einer Hormonresistenzentwicklung
oder eine primäre Kombination von Hormon- und Chemotherapie bei
fortgeschrittener Erkrankung stehen sich als kontroverse Therapiekonzepte gegenüber. Das Handicap jeder Chemotherapie des Prostatakarzinoms besteht in der schlechten Empfindlichkeit der Tumoren
gegenüber allen bekannten Zytostatika. Deshalb ist zu fragen: Wie
kann die Wirksamkeit der Chemotherapie auf das PC verbessert werden?

Das vorliegende Buch soll aktuelle Probleme der Diagnostik und Therapie des Prostatakarzinoms aufgreifen und einen Überblick vermitteln, welche Wege zur Lösung diskutiert werden. Einige Beiträge wurden auf einem internationalen Symposium im Juli 1988 in München bereits referiert, weitere Themen wurden ergänzend hinzugefügt.

Der kritische Meinungsstreit dieser Tagung spiegelt sich in den Arbeiten wider. Die Autoren haben neben der wissenschaftlichen Fragestellung auch die klinische Sicht berücksichtigt. So glauben wir, dem interessierten Leser nicht nur den neuesten Wissensstand zu vermitteln, sondern auch Anregungen für die tägliche Praxis geben zu können. Allen Autoren gilt der Dank für ihre straff gegliederten und aufgrund des hervorragenden Bildmaterials sehr anschaulichen Beiträge. Dem Verlag sei für die prompte und großzügige Drucklegung gedankt.

Heidelberg/München   G. STAEHLER
                                                      P. G. FABRICIUS

Inhaltsverzeichnis

Das Prostatakarzinom:
Vergangenheit, Gegenwart, Zukunft

H. B. Carter und J. T. Isaacs[1]

Das Prostatakarzinom ist die am häufigsten diagnostizierte maligne Erkrankung des Mannes über 65 [5]. Ferner steht es an zweiter Stelle der durch Tumoren verursachten Sterbefälle des Mannes [18]. Während der vergangenen 13 Jahre sind die alterskorrigierte Inzidenz und Mortalität des Prostatakarzinoms angestiegen [5, 18]. Aufgrund der Verschiebung in der Altersverteilung der Bevölkerung zugunsten derjenigen Altersgruppe, in der die meisten Prostatakarzinome auftreten, ist in Zukunft mit einer Zunahme der Anzahl von Prostatakarzinomen sowie der hierdurch verursachten Todesfälle zu rechnen.

Da in nächster Zukunft keine neuen Therapieformen für diese Erkrankung zu erwarten sind, ist es wichtig, alternative Therapieansätze hervorzuheben, um die Mortalität des Prostatakarzinoms entscheidend beeinflussen zu können. Zusätzlich lassen epidemiologische Anhaltspunkte darauf schließen, daß weitere Untersuchungen derjenigen Faktoren, welche eine Prävention des Prostatakarzinoms bewirken könnten, gerechtfertigt sind.

Ein zunehmendes Problem

In Hinblick auf die Überlebensstatistik scheinen im letzten Jahrzehnt nur sehr geringe Fortschritte in der Bekämpfung des Prostatakarzinoms erzielt worden zu sein. Von 1973–1985 ist die alterskorrigierte Mortalität des Prostatakarzinoms um jährlich 0,8% bzw. 8% während der vergangenen 13 Jahre angestiegen [5]. Die alterskorrigierte Mortalität ist ein wesentlicher Erfolgsparameter bei der Behandlung jeder Erkrankung, da sie den Einfluß von Veränderungen in der Altersstruktur der Bevölkerung ausschließt und im Gegensatz zur alterskorrigierten Inzidenz Verbesserungen der Diagnostik minimiert, die zu einer scheinbaren Zunahme der Krankheitsinzidenz führen könnte. Zusätzlich zum Anstieg der alterskorrigierten Mortalität hat die alterskorrigierte Inzidenz des Prostatakarzinoms von 1973–1985 um jährlich 2,2% bzw. um insgesamt 30% zugenommen [5]. Obwohl behauptet werden könnte, diese Zunahme sei lediglich auf die frühere Erfassung des Prostatakarzinoms zurückzuführen, ist es eher wahrscheinlich, daß sie hierfür nur zum Teil verantwortlich zu machen ist und daß eine tatsächliche, obgleich unbekannte Zunahme in der Inzidenz dieser Erkrankung stattgefunden hat. Es wurde behauptet, daß die Zunahme der relativen Überlebensrate den Fortschritt in der Bekämpfung

---

[1] The Johns Hopkins Hospital, Department of Urology, 130 Marburg Building, 600 N. Wolfe Street, Baltimore, MD 21205, USA

G. Staehler und P.G. Fabricius (Hrsg.)
Das Prostatakarzinom. Diagnostik und Therapie
© Springer-Verlag Berlin Heidelberg 1990

des Prostatakarzinoms widerspiegelt. Jedoch scheint dieses Argument aufgrund der Stadienveränderung nicht stichhaltig zu sein.

Da die Mortalität ein direktes Maß für den am wichtigsten erscheinenden Faktor (d. h. den Tod) ist, kann schwerlich behauptet werden, daß in der jüngsten Vergangenheit irgendein Fortschritt in der Bekämpfung des Prostatakarzinoms erreicht worden ist. Die Tatsache, daß in Zukunft eine erhöhte Anzahl an Prostatakarzinomen und der hierdurch verursachten Sterbefälle vorhergesagt werden kann, ist von größter Bedeutung [3]. Da die Inzidenz des Prostatakarzinoms wie bei keiner anderen bösartigen Erkrankung mit dem Alter zunimmt (40fache Zunahme zwischen 50 und 85 Jahren) [5], wird eine Verschiebung in der Altersverteilung in Richtung auf eine insgesamt ältere Bevölkerung einen bedeutenden Einfluß auf das Erscheinungsbild dieser Erkrankung haben. Die oben dargestellten Trends unterstreichen die Bedeutung, solche Fragen anzusprechen, die bei ihrer Beantwortung Auswirkungen auf die Mortalität des Prostatakarzinoms haben können.

Alternative Therapieansätze

Durch eine radikale Operation können ausschließlich die Patienten, die zum Zeitpunkt der Diagnose ein lokalisiertes Prostatakarzinom haben, potentiell geheilt werden. Eine große Anzahl von Patienten (40%) mit offensichtlich lokal begrenzter Erkrankung werden vom Pathologen nach radikaler Prostatektomie in das Kollektiv mit organüberschreitender Erkrankung eingruppiert [3]. Diese Patienten haben postoperativ ein hohes Risiko an Tumorprogreß. Zusätzlich werden 20% der Patienten mit lokal begrenztem Krankheitsstadium 10−15 Jahre nach dem Eingriff ein Fortschreiten der Erkrankung erleben [23]. Dies impliziert die Existenz von unerkannten Mikrometastasen zum Zeitpunkt der Operation. Hieraus kann geschlossen werden, daß beim Prostatakarzinom zusätzlich zu einer frühzeitigen Diagnose und Therapie alternative Therapieansätze notwendig sind.

Versuchsergebnisse im Tiermodell unterstützen die frühzeitige Anwendung kombinierter Therapieformen bei der Behandlung des Prostatakarzinoms. So imitiert z. B. das hochdifferenzierte, androgenabhängige Dunning-R-3327-(H)-Prostatakarzinom der Ratte den klinischen Verlauf des Prostatakarzinoms des Menschen im Hinblick auf eine androgenablative Therapie [19]. Nach Entwicklung dieser Tumoren in der Ratte kann nach Androgeneliminierung eine initiale Reaktion des Tumorwachstums beobachtet werden. Ähnlich wie beim Menschen kommt es jedoch unweigerlich zu einem Rückfall und zur Entwicklung eines androgenresistenten Tumors, woraus der Tod des Tieres resultiert, so als ob nie eine alleinige Hormontherapie zur Heilung geführt hätte. Es wurde bewiesen, daß dieser androgenresistente Zustand auf die Anwesenheit von präexistenten androgenunabhängigen Zellen innerhalb des Tumors vor Therapiebeginn zurückzuführen ist (Heterogenität) und nicht das Resultat der Entwicklung einer androgenunabhängigen Zelle darstellt, die sich nach Androgenentzug innerhalb des Tumors entwickelt [10]. Ein Mechanismus für die Entwicklung der Tumorzellheterogenität in Prostatakarzinomen ist die genetische Instabilität [11]. Die Wahrscheinlichkeit, daß dies in einem Tumor auftritt, nimmt mit der Tumorgröße zu [14]. Das Phänomen der genetischen Instabilität tritt während des Tumorwachstums auf und resultiert im Auftreten von Tumorzellen unterschiedlicher Phänotypen, was sich klinisch durch das Tumorwachstum in Abwesenheit von Androgenen (Androgenunabhängigkeit), das Wachstum in Anwesenheit von Chemotherapeutika (Chemotherapieresistenz) und durch das Wachstum außerhalb des Ursprungorgans (Metastasierung) manifestiert. Um einen heterogenen Tumor zu heilen, erscheint daher ein frühzeitiger multimodaler Therapieansatz, der sich gegen die verschiedenen Phänotypen richtet, am ehesten erfolgreich zu sein. Bei Verwendung des gleichen animalen Tumormodells (androgensensibel) ist die Auswirkung auf das Überleben des Wirtstieres bei frühzeitiger ($< 2\,cm^3$ Volumen) Behandlung mit einer Kombination aus Chemotherapie und Androgeneliminierung größer als eine frühzeitige Monotherapie mit einer der beiden Behandlungsformen allein [9]. Ein maximaler therapeutischer Nutzen tritt bei diesem Tiermodell bei einer frühzeitigen multimodalen Therapie ein, die sich gegen androgenabhängige sowie androgenunabhängige Zelltypen richtet.

Der Vorteil eines frühzeitigen operativen Eingriffs und einer adjuvanten Chemotherapie wurde beim niedrig differenzierten und frühzeitig metastasierenden Dunning-Mat-Lu-Prostatakarzinom demonstriert [8]. Der Mat-Lu-Tumor, der so genannt wird aufgrund seiner Neigung, Lungenmetastasen zu setzen, wurde verwendet, um zu zeigen, daß ein frühzeitiger chirurgischer Eingriff kombiniert mit einer Chemotherapie in der Lage ist, Tiere mit Metastasen zu heilen. Wird dieser Tumor in die Hinterbeine der Ratte implantiert, so entwickeln sich Lungenmetastasen nach einem kritischen Zeitintervall, das in direktem Zusammenhang mit dem Tumorvolumen steht. Bei einem Tumorvolumen von $1\,cm^3$ haben 100% der Tiere Lungenmetastasen, verglichen mit 50% bei einem Tumorvolumen von $0,5-0,8\,cm^3$. Der chirurgische Eingriff (Entfernung des tumortragenden Hinterbeines) alleine, bei einem Tumorvolumen von $0,5-0,8\,cm^3$, erreicht eine Heilungsrate von 50%, jedoch kommt es bei einer Kombination aus Operation und frühzeitiger Chemotherapie bei diesem Tumor zu einer Heilungsrate von 100%. Bei einem Tumorvolumen von $1-2\,cm^3$ haben 100% der Tiere Lungenmetastasen, und weder der operative Eingriff noch die Chemotherapie sind für sich allein kurativ. Bei der Kombination von Operation mit frühzeitiger Chemotherapie bei der Behandlung von Tieren mit einem Tumorvolumen von $1-2\,cm^3$ können jedoch 90% der Tiere geheilt werden. Keines der Tiere kann bei Tumorvolumina größer als $1-2\,cm^3$ geheilt werden, selbst wenn Operation und Chemotherapie kombiniert angewandt werden.

Die beschriebenen experimentellen Studien stützen das Konzept der Entwicklung einer genetischen Instabilität während des Tumorwachstums, was zu einer Tumorheterogenität führt. Die klinischen Korrelate zu den oben geschilderten Beobachtungen sind wie folgt:

1. Zunahme des Tumorstadiums sowie Abnahme des Differenzierungsgrades bei Vergrößerung des Tumorvolumens [20];
2. Verschlechterung des klinischen Resultates mit zunehmendem Prostatakarzinomvolumen;
3. Das Unvermögen, jedweden Prostatatumor, mit Ausnahme des kleinsten, mit einer Monotherapie (d.h. Operation) zu heilen;

4. Vorteile einer frühzeitigen multimodalen Therapie bei anderen soliden Tumoren [1, 4];
5. Retrospektive Daten unterstützen die Anwendung einer frühzeitigen Kombinationstherapie (Operation und Androgeneliminierung beim Prostatakarzinom) [25].

Es wird geschätzt, daß sich ungefähr 60% der Patienten mit erstmals diagnostiziertem Prostatakarzinom in einem *klinisch* lokalisierten Krankheitsstadium befinden und daher Kandidaten für eine radikale Prostatektomie sind [3]. Jedoch muß eine signifikante Anzahl dieser Patienten (ungefähr 40%) durch den Pathologen in ein höheres Krankheitsstadium eingereiht werden, da zum Zeitpunkt der Operation die Erkrankung entweder lokal fortgeschritten ist (Stadium C) oder Fernmetastasen existieren (Stadium D1) [3]. Gerade diese Patientengruppe mit einem hohen Risiko an Tumorprogreß und jene Patienten mit einem offenbar auf das Organ beschränkten Tumor mit Mikrometastasen würden am ehesten von einer Kombinationstherapie profitieren. Obwohl gegenwärtig keine exakten Methoden existieren, um vorhersagen zu können, welche Patienten vor der Operation einen Tumorprogreß haben werden, ist gerade dies Gegenstand zahlreicher experimenteller Untersuchungen [2, 13]. Mit Hilfe des prostataspezifischen Antigens (PSA) können postoperativ frühzeitig jene Patienten mit Mikrometastasen identifiziert werden, die am meisten von einer zusätzlichen Therapie profitieren würden. Zusätzlich sollten jene Patienten mit Krankheitsstadium C und niedrigvolumigen Stadium D1, die eindeutig ein hohes Risiko an Tumorprogreß haben, für die prospektive Erprobung multimodaler Therapien in Betracht gezogen werden. Zusätzliche Studien, die andere Chemotherapeutika bei Patienten mit einer schlechten Prognose untersuchen, sind berechtigt, da das Unvermögen, eine höhere Überlebensrate bei Patienten mit großvolumigen Metastasen zu beweisen, einen Nutzen dann nicht ausschließt, wenn die Chemotherapie frühzeitig in Kombination mit einer Operation angewandt wird.

Es könnte sein, daß bei Hochrisikopatienten die postoperative reversible Androgenelimination (LHRH-Analoga), kombiniert mit einer Chemotherapie, im Hinblick auf die Überlebensquote vorteilhaft ist sowie eine adjuvante Therapie mit minimaler Toxizität und annehmbaren Nebenwirkungen darstellt.

Obwohl dieser Ansatz durch das Tiermodell des Prostatakarzinoms gestützt wird, existiert beim Menschen kein Hinweis, daß die Kombinationstherapie kurativ ist. Tatsächlich könnte es unmöglich sein, den Tumor mit Hilfe einer Chemotherapie, die primär gegen proliferierende Zellen gerichtet ist, vollkommen zu eliminieren, da die Prostatatumorzellen eine langsame Wachstumsrate sowie eine niedrige Sterbequote haben. Die Chance, eine Heilung zu erreichen, wäre jedoch größer, wenn die Wachstumsrate der Tumorzellen erniedrigt und zur gleichen Zeit die Sterbequote dieser Zellen erhöht werden könnte.

Die meisten der zur Zeit erhältlichen Chemotherapeutika sind gegen proliferierende Tumorzellen gerichtet. Daher überrascht es nicht, daß bei einer Vielzahl von Tumoren eine gute Korrelation zwischen der Effektivität dieser Substanzen und der Proliferationsrate des jeweiligen Tumors besteht [16]. Diese früheren Studien haben gezeigt, daß bei Tumoren mit hohen Zellproliferationsraten (z. B. Hodentumoren) die Chemotherapie hohe komplette Remissionsraten erreichen kann. Im Gegensatz hierzu wurde beobachtet, daß bei Tumoren mit einer niedrigen Zellproliferationsrate der Anteil der abgetöteten Zellen klein ist, was bestenfalls zu einer partiellen Remission führt [16]. Daher besteht bei malignen Erkrankungen des Menschen eine enge Korrelation zwischen einer hohen Zellproliferationsrate und der Sensitivität gegenüber Chemotherapeutika. Zusätzlich haben Studien gezeigt, daß für eine effektive Chemotherapie nicht nur die Zellproliferationsrate, sondern auch die Sterberate der Zellen hoch sein muß [22]. So haben z. B. die Daten von Tubiana und Malaise [22] gezeigt, daß ungefähr 44% der Zellen eines durchschnittlichen embryonalen Tumors pro Tag proliferieren und im gleichen Zeitraum 41% der Zellen absterben. Wird dieser embryonale Tumor mit einem Chemotherapeutikum behandelt, das eine Abnahme der Zellproliferationsrate um 10% (d. h. die Proliferationsrate fällt von 44% auf 40%/die) hervorruft, ohne eine Auswirkung auf die tägliche Sterberate zu haben, kommt es zu einer tatsächlichen Rückbildung, da die Sterberate (d. h. 41%/die) jetzt größer als die Rate der Zellproliferation (d. h. 40%/die) ist. Im Gegensatz hierzu proliferieren in einem typischen Adenokarzinom ungefähr 2,9% der Zellen/die, während 2,0% im gleichen Zeitraum absterben. Wird dieses Adenokarzinom mit einem Chemotherapeutikum behandelt, welches die tägliche Zellproliferationsrate um 10% (d. h. von 2,9% auf 2,6%/die) erniedrigt, ohne jedoch die tägliche Sterberate zu beeinflussen, so wird sich das Tumorwachstum fortsetzen, da die Zellproliferationsrate (d. h. 2,6%/die) immer noch größer als die Zellsterberate (d. h. 2,0%/die) ist. Tatsächlich kann aus der Zellkinetik berechnet werden, daß sich nur die Tumorverdopplungszeit des Adenokarzinoms ändert (von 83 auf 116 Tage), was nur sehr wenig zur Überlebenszeit des Tumorträgers beiträgt. Diese Beispiele demonstrieren, daß bei genügend hoher Zellsterberate eines Tumors auch eine antiproliferative Chemotherapie, die nur eine geringe Reduktion (z. B. 10%) der täglichen Zellproliferationsrate hervorruft, eine Tumorregression bewirkt. Hieraus resultiert eine hohe Anzahl von kompletten und andauernden Remissionen z. B. bei schnell wachsenden Tumoren. Ist im Gegensatz hierzu, d. h. bei langsam wachsenden Tumoren, die tägliche Zellsterberate zu gering, so muß die antiproliferative Chemotherapie eine erheblich höhere Reduktion der täglichen Zellproliferationsrate erreichen (d. h. eine hohe Anzahl von Zellen wird abgetötet), um ähnliche Resultate zu erzielen. Unglücklicherweise ist bei langsam wachsenden Tumoren und einer maximal tolerierbaren therapeutischen Intensität die erreichbare Anzahl abgetöteter Zellen nicht hoch genug, um komplette Remissionen zu erreichen. Dies zeigt, daß insbesondere eine hohe Sterberate wichtig ist, damit eine durch Chemotherapeutika bewirkte Erniedrigung der Zellproliferationsrate klinisch erfolgreich ist.

Obwohl weder die genaue Größe der Zellproliferationsrate noch die der Zellsterberate beim Prostatakarzinom genau festgelegt worden sind, lassen Daten über den Thymidinmarkierungsindex und geschätzte Volumenverdopplungszeiten für diesen Tumor darauf schließen, daß dieser sowohl eine langsame Proliferation als auch eine niedrige Absterbequote hat [21]. Dies würde bedeuten, daß eine erfolgreiche Behandlung langsam wachsender Prostatakarzinome eine simultane antiproliferative Chemotherapie benötigt, die eine Erniedrigung der Zellproliferationsrate zum Ziel hat, und zusätzlich eine Therapie, welche die niedrige Sterberate der meisten Tumorzellen, die keine Proliferation innerhalb des Prostatakarzinoms zeigen, erhöht.

Vorläufige Untersuchungen über den Mechanismus des Zelltodes haben gezeigt, daß eine vorgegebene Folge von Vorgängen vor dem Zelltod in Gang gesetzt wird [12]. Weitere Untersuchungen auf diesem Gebiet sind gerechtfertigt, da eine Kombinationstherapie effektiv wäre, die beides erreichen könnte, nämlich eine Zunahme der absterbenden Zellen bei gleichzeitig erniedrigter Tumorzellproliferation sowohl bei frühen als auch bei fortgeschrittenen Tumorstadien. Schlußendlich wird ein besseres Verständnis der Ätiologie des Prostatakarzinoms notwendig sein, um die Inzidenz des Prostatakarzinoms mittels Prävention beeinflussen zu können.

Prävention des Prostatakarzinoms

Für jede Erkrankung ist die Prävention das Optimale. Ist aber die Prävention der Genese des Prostatakarzinoms überhaupt realistisch? Die genaue Identität der Faktoren, die an der Entwicklung des latenten Prostatakarzinoms beteiligt sind oder sein Fortschreiten zum klinisch manifesten Prostatakarzinom bewirken, ist unbekannt. Sicherlich sind diese Faktoren nicht rein genetischer Natur. Dies stützt sich auf die Tatsache, daß eine mehr als 15fache Differenz der jährlichen alterskorrigierten Inzidenzraten des Prostatakarzinoms zwischen in den Vereinigten Staaten (d. h. 80 pro 100000 Männer pro Jahr) und in Japan lebenden Männern (d. h. 5 pro 100000 pro Jahr) besteht [17]. Ziehen Japaner nach Kalifornien oder Hawaii, nimmt jedoch die jährliche alterskorrigierte Inzidenzrate des Prostatakarzinoms in den ersten beiden Generationen dramatisch zu und gleicht sich der hohen US-amerikanischen Inzidenz an und nicht der niedrigen Quote gebürtiger Japaner [6, 7]. Von weiterem Interesse ist die Tatsache, daß die alterskorrigierte Inzidenz des klinisch manifesten Prostatakarzinoms bei Japanern zunimmt [15]. Dies ist auf die „Verwestlichung" der japanischen Ernährung zurückgeführt worden [15]. Im Gegensatz zum deutlichen Unterschied zwischen der Inzidenz des klinisch manifesten Prostatakarzinoms von Japanern gegenüber Amerikanern existiert in beiden Ländern eine ungefähr gleichgroße Prävalenz der mikroskopischen oder latenten Form dieser Erkrankung, die auch mit der übrigen weltweiten übereinstimmt [24].

Die oben geschilderten Beobachtungen legen folgende Punkte nahe:

1. Die an der Entwicklung des latenten Prostatakarzinoms beteiligten Faktoren sind mit einer gleichgroßen Prävalenz bei allen geographischen männlichen Populationen weltweit vorhanden.
2. Die Wahrscheinlichkeit des Fortschreitens von der latenten zur klinisch manifesten Form des Prostatakarzinoms ist bei japanischen Männern um das 15fache niedriger.
3. Die an der Progression von der latenten zur klinisch manifesten Form des Prostatakarzinoms beteiligten Faktoren sind bei *gleicher* Prävalenz *nicht* bei allen männlichen Populationen vorhanden.

Diese Fakten zeigen deutlich, daß die Genese des Prostatakarzinoms direkt durch Umweltfaktoren und nicht nur genetisch beeinflußt wird. Zusätzlich zeigen die Daten, daß es möglich sein müßte, die Inzidenz des klinisch manifesten Prostatakarzinoms in den USA zu erniedrigen, wenn die an der Zunahme der Inzidenz beteiligten Faktoren bei den eingewanderten Individuen identifiziert werden könnten. Andernfalls hätten in Japan lebende Japaner die gleich hohe Inzidenz des klinisch manifesten Prostatakarzinoms wie US-amerikanische Männer, was jedoch nicht der Fall ist.

Schlußfolgerung

Insgesamt verlieren wir zur Zeit den Kampf gegen das Prostatakarzinom, was sich in der fehlenden Verbesserung des wichtigsten Fortschrittsparameters manifestiert: der Mortalität. Da keine grundlegenden Fortschritte in der Therapie des Prostatakarzinoms erreicht wurden, ist eine weitere Zunahme der Anzahl von Todesfällen, unter Berücksichtigung der Altersverteilung der Bevölkerung, wahrscheinlich. Da neue Therapieformen in nächster Zukunft nicht zu erwarten sind, müssen alternative Therapieansätze herangezogen werden, die einen Einfluß auf die Mortalität des Prostatakarzinoms haben könnten. Zusätzlich wird es wichtig sein, mehr über die für die Progression von der latenten zur klinisch manifesten Form verantwortlichen Faktoren zu erfahren.

Literatur

1. Bonadonna G, Valagussa P, Tancini G, Rossi A, Brambilla C, Zambetti M, Bignami P et al. (1986) Current status of Milan adjuvant chemotherapy trials for node-positive and node-negative breast cancer. NCI Monogr 1:45−49
2. Carter HB, Coffey DS (1988) Cell surface charge in predicting metastatic potential of aspirated cells from the Dunning rat prostatic adenocarcinoma model. J Urol 140:173−175
3. Carter HB, Coffey DS (1988) Prostate cancer: The magnitude of the problem in the United States. In: Coffey DS, Resnick MI, Dorr FA, Karr JP (eds) A multidisciplinary analysis of controversies in the management of prostate cancer. Plenum Press, New York, pp 1−7
4. Clark JR, Fallon BG, Frei E III (1987) Induction chemotherapy as initial treatment for advanced head and neck cancer: A model for the multidisciplinary treatment of solid tumors. In: DeVita JT, Hellman S, Rosenberg SA (eds) Important advances in oncology. Lippincott, Philadelphia, pp 175−195
5. Division of cancer prevention and control (1988) 1987 Annual cancer statistics review. National Cancer Institute, Bethesda/MD (NIH publication no. 88-2789)
6. Dunn JE (1975) Cancer epidemiology in populations of the United States − with emphasis on Hawaii and California and Japan. Cancer Res 35:3240−3245
7. Haenszel W, Kurihara M (1968) Studies of Japanese migrants: I. Mortality from cancer and other diseases among Japanese in the United States. Natl Cancer Inst 40:43−68
8. Henry JM, Isaacs JT (1988) Relationship between tumor size and the curability of metastatic prostatic cancer by surgery alone or in combination with adjuvant chemothapy. J Urol 139:1119−1123
9. Isaacs JT (1984) The timing of androgen ablation therapy and/or chemotherapy in the treatment of prostatic cancer. Prostate 5:1−17
10. Isaacs JT, Coffey DS (1981) Adaptation *versus* selection as the mechanism responsible for the relapse of prostatic cancer to androgen ablation therapy as studied in the Dunning R-3327-H adenocarcinoma. Cancer Res 41:5070−5075
11. Isaacs JT, Wake N, Coffey DS, Sandberg AA (1982) Genetic instability coupled to clonal selection as a mechanism for tumor progression in the Dunning R-3327 rat prostatic adenocarcinoma system. Cancer Res 42:2353−2361

12. Kyprianou N, Isaacs JT (1988) Activation of programmed cell death in the rat ventral prostate after castration. Endocrinology 122:552–562
13. Mohler JL, Partin AW, Coffey DS (1987) Prediction of metastatic potential by a new grading system of cell motility: Validation in the Dunning R-3327 prostatic adenocarcinoma model. J Urol 138:168–170
14. Nowell PC (1986) Mechanisms of tumor progression. Cancer Res 46:2203–2207
15. Ohno Y, Aoki K, Kuroishi T, Tominaga S (1984) Epidemiology of cancer of the urogenital organs in Japan. Rinsho Hinyokika 38:555–569
16. Shackney SE, McCormack GW, Cuchural GJ (1978) Growth rate patterns of solid tumors and their relation to responsiveness to therapy. Ann Intern Med 89:107
17. Silverberg E (1987) Statistical and epidemiologic data on urologic cancer. Cancer 60:692–717
18. Silverberg E, Lubera JA (1988) Cancer statistics. CA 38:14–15
19. Smolev JK, Heston WDW, Scott WW, Coffey DS (1977) Characterization of the Dunning R3327H prostatic adenocarcinoma: An appropriate animal model for prostatic cancer. Cancer Treat Rep 61:273–287
20. Stamey TA, McNeal JE, Freiha FS, Redwine E (1988) Morphometric and clinical studies on 68 consecutive radical prostatectomies. J Urol 139:1235–1241
21. Sufrin G, Coffey DS (1975) Differences in the mechanism of action of medrogestone and cyproterone acetate. Invest Urol 13:1–9
22. Tubiana M, Malaise EP (1976) Growth rate and cell kinetics in human tumors: Some prognostic and therapeutic implications. In: Symington T, Carter RL (eds) Scientific Foundations of Oncology. Year Book Medical Publs, Chicago, p 126
23. Walsh PC, Jewett HJ (1980) Radical surgery for prostatic cancer. Cancer 45:1906–1911
24. Wynder EL, Mabuchi K, Whitmore WF jr (1971) Epidemiology of cancer of the prostate. Cancer 28:344–360
25. Zincke H, Utz DC, Taylor WF (1986) Bilateral pelvic lymphadenectomy and radical prostatectomy for clinical stage C prostatic cancer: Role of adjuvant treatment for residual cancer and in disease progression. J Urol 135:1199–1205

Zirkulierende Tumormarker beim Prostatakarzinom

E. Bombardieri und E. Seregni [1]

Beim Prostatakarzinom gibt es eine Vielzahl zirkulierender Substanzen, die immunologisch oder biochemisch im Serum, im Prostatasekret, im Urin oder im Knochenmark nachgewiesen werden können [5]. Diese Verbindungen, üblicherweise „Tumormarker" genannt, erlauben es dem behandelnden Arzt, durch die einfache Untersuchung des Blutes oder anderer biologischer Flüssigkeiten Informationen über die Tumorerkrankung des Patienten zu erhalten.

Allgemeiner Überblick

Tumormarker kann man auf der Basis von funktionellen oder biologischen Eigenschaften als tumorassoziierte Antigene, Hormone, Enzyme oder andere Stoffwechselprodukte klassifizieren. Sie werden meistens von den Krebszellen selbst oder vom Wirt als Ausdruck einer nichtspezifischen Reaktion auf den Tumor produziert (Tabelle 1).

Die Bestimmung der Tumormarker erlaubt drei wesentliche Schlußfolgerungen:
1. Ist ein Tumor vorhanden?
2. Wie groß ist die Tumormasse (oder Zahl der neoplastischen Zellen)?
3. Wie ist das Tumorwachstum während oder nach der Therapie?

Bei der Beurteilung sind die Tumormarker zu bevorzugen, die von den Krebszellen selbst produziert werden, da diese enger mit dem neoplastischen Wachstumsprozeß korrelieren. Trotzdem muß betont werden, daß die Identifizierung und Interpretation der Markersubstanzen von vieler Variablen abhängen:
a) Kapazität der Markersynthese im Tumor,
b) Sekretionsrate in die Blutbahn und
c) Elimination durch die Ausscheidungsorgane [6].

Weiterhin müssen bei der Beurteilung der Tumormarker zwei wichtige Aspekte berücksichtigt werden:
1. Das Vorhandensein der Tumormarker im gesunden Gewebe und
2. Die Mindestmenge von markerausscheidenen Zellen, die notwendig ist, um die Existenz eines Tumors im Organismus nachweisen zu können.

Punkt 1 bezieht sich auf die Tatsache, daß bis heute kein Tumormarker gefunden wurde (weder durch monoklonale Antikörper, noch durch genetische Tests oder

---

[1] Istituto Nazionale per lo Studio e la Cura dei Tumori, Via Venezian 1, I-20122 Milano

G. Staehler und P.G. Fabricius (Hrsg.)
Das Prostatakarzinom. Diagnostik und Therapie
© Springer-Verlag Berlin Heidelberg 1990

Tabelle 1. Zirkulierende Marker für Prostatakrebs

Marker aus dem Zellstoffwechsel
Tumour Associated Antigen (TAA)	– Prostataspezifisches Antigen (PSA)
	– CA-50
Hormone	– Geschlechtsdrüsen- und Hypophysenhormone
Enzyme	– Prostatasaure Phosphatase (PAP)
	– Kreatin-Kinase (CK-BB)
	– Laktatdehydrogenase (LDH)
	– Ribonuklease
	– Fruktose-1/6-Disphosphat-Phosphatase
	– Aldolase
	– Prostaglandine
Andere Stoffwechselprodukte	– Polyamine
	– Fibronektin
	– Gamma-Semiproteine
Marker aus Wirtsreaktionen	– Alkalische Phosphatase und Isoenzyme
	– Akutphasenproteine
	– Hydroxyprolin
	– Immunoglobuline

---

andere Methoden), der ausschließlich für neoplastisches Gewebe charakteristisch wäre. Das heißt, daß gesundes Gewebe in der Lage ist, die gleichen Tumormarker zu produzieren wie der Tumor selbst. Aufgrund von Stoffwechselveränderungen scheidet neoplastisches Gewebe oft eine größere Markermenge aus. Das entspricht der für die maligne Entartung typischen Proliferationsrate. Daraus folgt, daß die Diagnose durch Tumormarker auf einer qualitativen anstatt auf einer quantitativen Bewertung beruht. Anders ausgedrückt bedeutet das, daß das vom Tumor ausgesandte „chemische Signal" teilweise durch „Hintergrundsgeräusche" maskiert sein kann. Es ist notwendig, Grenzwerte festzulegen, um echte positive Tumorsignale von anderen, falsch-positiven Signalen unterscheiden zu können.

Punkt 2 bezieht sich auf die kritische Zahl der neoplastischen Zellen, die einen Marker produzieren. Der Tumor muß eine bestimmte Mindestgröße erreicht haben, um die Differenzierung eines gut nachweisbaren Signals zu ermöglichen. Das ist auch der Grund, warum der Prozentsatz von Patienten, bei denen eine hohe Markerkonzentration gemessen wird, mit dem Tumorstadium steigt. Umgekehrt ist die Wahrscheinlichkeit, ein Prostatakarzinom z. B. in seinem frühen Stadium durch die Tumormarkerbestimmung zu erfassen, sehr gering.

Tumormarker beim Prostatakarzinom

Unter den derzeit beim Prostatakarzinom zur Verfügung stehenden zirkulierenden Tumormarkern sind nur zwei bisher von praktischer Bedeutung. Die prostataspezifische saure Phosphatase (PAP) und das prostataspezifische Antigen (PSA).

Prostataspezifische saure Phosphatase

Die PAP ist ein sekretorisches Enzym. Seine physikochemischen Eigenschaften sind gut bekannt. Es ist ein Glykoprotein (7% Kohlenhydrate), bestehend aus zwei Untereinheiten mit einer Molekularmasse von jeweils 50 kD. Die enzymatische Funktion ist an die Proteinhälfte gebunden. Sie besteht aus einer hydrolytischen Aktivität an den organischen Phosphaten bei einem sauren pH. Dieses im Prostatagewebe vorhandene Enzym wird physiologisch in die Samenflüssigkeit ausgeschieden [4, 37]. Die neoplastische Umbildung der Prostatadrüse bewirkt eine verstärkte direkte Sekretion von PAP ins Blut.

Die wichtigste Bestimmungsmethode für die PAP ist die Messung der biologischen Aktivität (enzymatischer Test) oder die Bestimmung der immunologischen Aktivität (Immunoassay). Über die Wertigkeit der enzymatischen Assays wurde viel diskutiert und ist noch mehr publiziert worden.

Die Familie der Phosphatasen ist vielfältig, und elektrophoretisch könnten mindestens fünf Isoenzyme nachgewiesen werden [9, 10]. Nur zwei von ihnen sind spezifisch für das Prostatagewebe: Das Isoenzym 2, das in hoher Konzentration in der Prostata vorkommt, und das Isoenzym 4, einer Vorstufe von 2. Die Isoenzyme 0, 1, 3, 5a und 5b konnten in anderen Geweben isoliert werden, hauptsächlich in Blutzellen, Makrophagen, und Knochen. Sie haben unterschiedliche biologische Aktivitäten.

Viele Autoren haben vorgeschlagen, mittels biochemischer Assays die Prostata-Isoenzyme von den anderen Isoenzymen zu differenzieren. Dies geschah z. B. durch Substratwechsel (Thymolphthalein oder p-Nitrophenyl-Phosphat [2, 3, 17, 38, 40, 46] und spezifische Inhibitoren (L-Tartrat) zur Beseitigung von Störungen durch die nichtprostatischen Isoenzyme [1, 18]. Die Resultate waren aber nicht zufriedenstellend, da einige Isoenzyme (besonders das Isoenzym 3), dem Prostata-Isoenzym zu ähnlich sind.

Trotz ihrer ungenügenden Spezifität haben viele Labors biochemische Assays lange Zeit zur PAP-Bestimmung benutzt. Die Empfindlichkeit stieg mit dem Tumorstadium (Tabelle 2). In unserer Studie fanden sich keine falsch-positiven Ergeb-

Tabelle 2. Hohe Werte von Prostatasaurer Phosphatase (PAP) gemessen in biochemischen Assays

Gruppe	Patientenzahl	N.	%
Prostatakrebs	59		
Stadium I	7	–	–
Stadium II	10	2	20
Stadium III	14	5	35
Stadium IV	28	16	53
Benigne Prostatahyperlasie	38	–	–
Anderer Krebs	21	2	10
Gesunde Kontrollen	64	–	–

Durchführung des biochemischen Assay: Empfindlichkeit = 38%

Spezifität = 98%

Tabelle 3. Hohe PAP-Werte in Nicht-Prostatakrebs

Autoren	Pat. Zahl	Immunoassay	Biochem. Test	Nicht-Prostatakrebs
Foti	83	9 (11%)	7 (8%)	Lungenkrebs
Griffith	109	10 (9%)	3 (3%)	Lungenkrebs
				Brustkrebs
				Gastrointest.
				Krebs
				Lymphon
Choe	29	1 (3%)	–	
Gupta	17	1 (6%)		Kopf-/Halskrebs
Jobsis	330	7 (2%)	–	Endokrin Tumor
Shaw	80	5 (6%)	–	Blasenkrebs
				Lungenkrebs
				Dickdarmkrebs
				Lymphon
Bombardieri	121	–	2 (10%)	Dickdarmkrebs
	669	33 (5%)	12 (2%)	Brustkrebs

nisse bei benigner Prostatahyperplasie [5]. Andere Untersuchungen zeigten dahingehend, daß bei einer BPH die biochemischen Assays in 3% − 10% falsch-positive Resultate liefern. Auch bei verschiedenen anderen Prostataerkrankungen wurden falsch-positive PAP-Erhöhungen gefunden [41] (Tabelle 3).

Man hoffte, durch immunologische Bestimmungsmethoden das Problem der PAP-Spezifität lösen zu können. Strukturanalysen mit monoklonalen Antikörpertechniken zeigten, daß sich die Proteinhälfte des PAP-Moleküls aus drei Teilen zusammensetzt, die sP1, sP2 und sP3 genannt werden [34]. Während sP3 eine Kreuzreaktion mit Lysozymen zeigte, schien sP1 eine reine prostataspezifische Antigenität zu besitzen. Bis heute konnten jedoch weder mit polyklonalen noch mit monoklonalen Techniken PAP-Immunoassays gefunden werden, die eine absolute Spezivität für das Prostatakarzinom haben. Diese Tatsache hat folgende Ursache: Selbst wenn die Antikörper in der Lage wären, nur die PAP zu identifizieren, die von Prostatagewebe produziert wird, kann der von Karzinomzellen stammende Anteil nicht von dem Anteil unterschieden werden, den das gesunde Prostatagewebe synthetisiert. Bezüglich der diagnostischen Sensifität ist die Wertigkeit der Immunoassays und der enzymatischen Tests vergleichbar.

Die oft in der Literatur beschriebenen Unterschiede im PAP-Verhalten sind nicht nur durch die angewandten analytischen Methoden bedingt, sondern auch durch die unterschiedliche Zusammensetzung der untersuchten Patientenkollektive. Außerdem sollte man bei der Arbeit mit Immunreagenzien die Variabilität der verschiedenen Antikörper, die in den Assays verwendet werden, beachten. Dies ist ein weiterer Faktor, der die Bewertung der Tumormarker beinflußt. Klinische Ergebnisse, die mit verschiedenen handelsüblichen Kits gewonnen wurden, sind oft nicht vergleichbar. Wenn wir in der gleichen Patientenserie Isoenzyme mit biochemischen Assays vergleichen, so scheinen die Isoenzyme eine bessere Empfindlichkeit zu besitzen [7, 20, 24, 35, 45]. Die Überlegenheit der Isoenzyme resultiert aus der Tatsache, daß die funktionelle Aktivität von der Struktur trennbar ist. In der

Tabelle 4. Empfindlichkeitsvergleich (%) zwischen Immunoassay und biochemischem Test (*BT*) für PAP

Autoren	Test	Prostatakrebsstadium					Patienten-zahl
		A	B	C	D1	D2	
Foti et al. (1977)	RIA	33	79	71	92		113
	BT	12	15	29	60		
Bruce et al. (1979)	RIA	8	8	35		95	110
	BT	2	2	13		70	
Griffith (1980)	RIA	12	32	47	86		207
	BT	5	20	36	82		
Lindholm et al. (1980)	RIA	22	29	52	87		98
	BT	6	10	38	80		
Romas et al. (1982)	RIA	30	33	72	100		86
	BT	7	12	55	91		

Biologie ist die Struktur konstanter und kontinuierlicher als die funktionelle Aktivität.

Die PAP-Isoenzyme sind natürlich nicht geeignet für eine Reihenuntersuchung der Bevölkerung. Trotz ihrer guten Spezifität und Empfindlichkeit wird den PAP-Isoenzymen i. allg. wegen dem relativ hohen Anteil von falsch-positiven und -negativen Ergebnissen ein geringer Vorhersagewert beigemessen (Tabelle 4). Eine Studie von Watson zu diesem Thema zeigte, daß der positive Vorhersagewert des PAP-RIA-Tests in der allgemeinen Bevölkerung für einen Prostatakrebs im Stadium 1 nur 0,41% ist. Der positive Vorhersagewert steigt auf 5,5% bei Patienten über 75 Jahren und auf bis zu 93% in einer Patientengruppe mit suspektem Prostataknoten [53]. Auf der anderen Seite könnte die PAP-Bestimmung bei Risikogruppen eine diagnostische Hilfe sein. Aber sie ist nicht beim Einsatz in der breiten Bevölkerung brauchbar.

Die Bestimmung von PAP im Knochenmark (BMAP) könnte ein empfindlicherer Parameter zur Auffindung von Knochenmetastasen sein als die serumsaure Phosphatase oder das Röntgenskelett. Neuere Berichte haben aufgezeigt, daß immunologische BMAP-Messungen zur Klassifizierung von Patienten mit Prostatakarzinomen und zur Entdeckung von Knochenmarkmetastasen sinnvoll sind. Tatsächlich wurde bei einigen Patienten ein BMAP-Anstieg viele Monate später durch positive radiologische oder szintigraphische Knochenuntersuchungen bestätigt. Trotzdem bleibt dieses Thema vieldiskutiert und umstritten, da sich nicht alle Autoren über die klinische Brauchbarkeit der BMAP-Bestimmung einig sind [5].

Übereinstimmend wird die PAP-Messung zur Erfassung von Patienten mit Prostatakarzinom, der Überwachung der Patienten nach radikaler Prostatektomie (Nachsorgepatienten) und während der Therapie im fortgeschrittenen Stadium beurteilt. Viele klinische Studien haben eine klare Beziehung zwischen dem Ausmaß des Prostatakarzinoms und der Höhe der zirkulierenden PAP-Konzentrationen demonstriert [8, 12−15, 21, 25, 28, 51, 52]. Das Vorhandensein von erhöhten PAP-Werten muß deshalb als ein Index der Lymphknotenbeteiligung oder der Fern-

Tabelle 5. Prostatasaure Phosphatase (PAP) in bezug zum klinischen Stadium von Prostatakrebs

Autoren	% mit hohen PAP-Werten (Gesamt-Patienten)			
	Stadium A	Stadium B	Stadium C	Stadium D
Foti et al. (1977)	33 (24)	78 (33)	71 (31)	92 (25)
Cooper et al. (1978)	12 (24)	15 (33)	29 (31)	60 (25)
Wajsman et al. (1979)	38 (64)	35 (178)	49 (235)	69 (485)
Killian et al. (1980)	40 (5)	73 (15)	75 (24)	–
Lindholm et al. (1980)	22 (18)	29 (21)	52 (29)	87 (30)
Dass et al. (1980)	0 (11)	14 (14)	16 (45)	63 (46)
Griffith (1980)	12 (58)	32 (41)	47 (36)	86 (72)
Klein u. Shapiro (1981)	5 (58)	15 (41)	31 (36)	74 (72)
Bruce et al. (1981)	13 (22)	16 (38)	21 (14)	80 (41)
Van Cangh et al. (1982)	14 (7)	25 (12)	54 (13)	89 (18)
Franchimont et al. (1983)	17 (6)	33 (6)	75 (12)	100 (17)
Davies u. Gochman (1983)	44 (19)	29 (14)	50 (10)	79 (34)
Debruyne et al. (1984)	23 (53)	–	50 (10)	99 (24)

metastasierung angesehen werden (Tabelle 5). In diesen Fällen ist die PAP-Bestimmung sehr brauchbar, da sie es uns ermöglicht, eventuelle Fehldiagnosen zu korrigieren.

Die Leistungsfähigkeit der PAP-Messung zur Überwachung der Tumorreaktion auf die Behandlung wurde in verschiedenen Publikationen demonstriert. Das beste Kriterium zur Bewertung der Wirksamkeit der Tumortherapie und zur Einschätzung der Prognose ist die Normalisierung der PAP-Werte unter dem Cutoff-Wert. Ein geringer Abfall der PAP-Konzentration ohne eine völlige Normalisierung der Serumwerte hat keine statistische Signifikanz und scheint die Überlebensrate nicht zu beeinflussen [42].

Die PAP-Bestimmung wird auch bei der Verlaufskontrolle von Patienten nach radikaler Operation verwendet, um ein Tumorrezidiv zu entdecken. Ein kontinuierlicher und progressiver Anstieg der Werte über den Cutoff oder ein PAP-Anstieg von ungefähr 50% im Vergleich mit früheren Konzentrationen sollte als ein Signal von Tumorprogression interpretiert werden und für weitere klinische oder instrumentelle Untersuchungen Anlaß geben [29, 36]. Es muß jedoch betont werden, daß die PAP-Messung nicht frei von klinischen Irrtümern ist. Fast 20% der Patienten mit Metastasen zeigen PAP-Konzentrationen im Normbereich. Außerdem ist es in einem von vier Fällen nicht möglich, eine Korrelation zwischen Tumorprogression und Variation der PAP-Werte zu demonstrieren [16, 44]. Es gibt viele nichtneoplastische Prostataerkrankungen, die zu hohen zirkulierenden PAP-Werten führen können, z. B. BPH, akute und chronische Prostatitis, rektale Prostata-Exploration, verschiedene instrumentelle Manipulationen, die das Prostatagebiet betreffen (Zystoskopie, Katheterung, etc. [11, 23].

Prostataspezifisches Antigen

Das Prostataantigen (PA) oder das prostataspezifische Antigen (PSA), wie es meist genannt wird, wurde zuerst 1979 von Wang et al. als ein Molekül beschrieben, das sich völlig von PAP unterscheidet [54] (Tabelle 6). Das Antigen wurde isoliert aus einem Kaninchenantiserum nach Immunisierung mit Prostatakarzinomextrakten gewonnen. Nach Reinigung zeigte dieses Antiserum eine immunologische Reaktivität, die sich ausschließlich auf Prostatagewebe beschränkte. Unabhängig und im gleichen Zeitraum isolierte und charakterisierte Graves das gleiche Antigen aus Samenflüssigkeit, und schlug seine Anwendung zum Beweis von Vergewaltigungsfällen vor [22].

Das PSA ist ein Glykoproteid mit einer Molekularmasse von 34 kD. Seine Proteinhälfte besteht aus 241 Aminosäuren in einer Einzelkette. Diese Substanz hat eine enzymatische Natur und die Analyse der Primärsequenz zeigte eine Übereinstimmung zu den Protheasen der Kallikrein-Familie. Das natürliche PSA-Substrat mag das Strukturprotein des Koagulum der menschlichen Samenflüssigkeit sein [33]. Die PSA-Synthese findet in den Gangepithelialzellen der Prostatadrüse statt. Es ist interessant festzustellen, daß die PSA-Produktion streng charakteristisch für Prostatagewebe ist. Bisher gibt es keinen Nachweis von PSA in extraprostatischen Geweben [49].

Das zirkulierende PSA kann durch Immunoassays bestimmt werden [26, 39]. Die gleichen Überlegungen, wie sie oben bereits für die PAP-Messungen ausgeführt wurden, sind auch für das PSA gültig. Ebenso kann PSA nicht für Reihenuntersuchungen (Prostatakarzinom-Suche) verwendet werden, da hohe Werte in einer geringen Zahl auch bei gesunden Patienten und solchen mit benignen Prostataerkrankungen beobachtet werden (Tabelle 7). Die PSA-Werte bei benigner Pathologie sind nicht so hoch wie die bei Patienten mit metastasierenden Karzinom. Die Höhe der PSA-Konzentration wird offensichtlich vom Karzinomwachstum beeinflußt [19]. Viele Autoren fanden eine Beziehung zwischen PSA-Menge und Tumorgröße.

Es wurde weiterhin in der Literatur berichtet, daß PSA bei der Erfassung eines Progresses nach radikaler Operation dem PAP überlegen sei, ebenso seine progno-

Tabelle 6. Eigenschaften von prostataspezifischem Antigen (PSA) und prostatasaurer Phosphatase (PAP)

	PSA	PAP
Molekulargewicht	33 000 – 34 000	100,00
Untereinheit	monomer	dimer
Isoelektrischer Punkt	6,8 – 7,5	4,2 – 5,5
Sedimentationskoeffizient	3,1 S	5,7 S
Elektrophorese-Mobilität	beta	alpha-beta
Kohlehydratgehalt (%)	10	7
Peptidgehalt (%)	90	83
N-Terminal	Isoleucin	Lysin
Zellenlokalisierung	Epithelialzellen	Epithelialzellen
Sekretorische Natur	ja	ja

Tabelle 7. Serum-PSA-Werte in verschiedenen Erkrankungen bei Amerikanern. (Aus KURIYAMA et al. [31a])

Gruppe	Serum-PSA (ng/ml)			
	N	Bereich	Mittel	≥2,5 (%)
Gesunde Menschen	51	0,10 – 2,6	0,47 ± 0,66	1 (2)
Nicht-Prostatakrebs	122			3 (2)
Lunge	59	0,10 – 2,6	0,55 ± 0,63	1 (2)
Brust				
Oberer G.I. Trakt	35	0,10 – 1,5	0,33 ± 0,34	0
Colorektal	28	0,10 – 3,0	0,73 ± 0,78	2 (7)
BPH	29	0,26 – 8,0	2,6 ± 2,0	12 (41)
Prostatakrebs	570			445 (78)
Stadium A	16	0,60 – 14	4,9 ± 3,5	11 (69)
Stadium B	57	0,40 – 22	5,0 ± 3,8	40 (70)
Stadium C	83	0,30 – 100	10,4 ± 16,5	58 (70)
Stadium D	412	0,19 – 270	22,8 ± 29,3	336 (92)

stische Zuverlässigkeit. In einer Serie von über 1000 Patienten mit lokalisierter Erkrankung erhielt PSA einen p-Wert von 0,0002 bei Verwendung des Cox-Regressionsmodells, verglichen mit 0,0684 für PAP [27]. Siddall et al. fanden in einer Serie von 91 Patienten mit Prostatakarzinom ebensfalls, daß PSA in der Überwachung des Tumorwachstums dem PAP überlegen ist [49].

Kürzlich wurde die Kinetik von PSA und sein Verschwinden aus dem Blut bei radikal operierten Patienten untersucht [50]. Die Kurve ist eine biexponentiale Funktion, kompatibel mit einem 2-Kompartment-Modell. Das schnelle Gefälle der Ausscheidungskurve zeigt eine Halbwertzeit von 12 h, während das langsame Gefälle eine Halbwertzeit von 48 h zeigt. Auf der Basis dieser Ergebnisse sind zirkulierende PSA-Werte meistens schon 2 Wochen nach radikaler Prostatektomie nicht mehr nachweisbar. Die Messung von hohen PSA-Werten nach einer Behandlung, die radikal sein sollte, ist ein Signal von Resttumor und kann die Notwendigkeit von zusätzlichen Therapiemaßnahmen anzeigen.

Viele Autoren haben den Voraussagewert des PSA bei Serienmessungen zur Verlaufsbeobachtung analysiert [31, 43, 50]. PSA-Erhöhungen im Serum wurden nachgewiesen, bevor eine Metastasierung durch andere Untersuchungsmethoden entdeckt wurde [27]. In der von Killian publizierten Patientenserie zeigten 92% der erhöhten PSA-Werte eine Tumorprogression. Das mittlere Zeitinterwall zwischen PSA-Anstieg und Nachweis der Progression betrug etwa 12 Monate [26].

Vergleich von PSA- und PAP-Bestimmung

PSA und PAP sind zwei verschiedene Moleküle mit unterschiedlichen biologischen Funktionen. Aus diesem Grund haben verschiedene Autoren vorgeschlagen, eine gleichzeitige Bestimmung von Serum-PSA und -PAP durchzuführen, um die diagnostische Genauigkeit dieser Tumormarker zu erhöhen [6]. In der Studie von Kuryama mit einem Cutoff-Wert für PSA und PAP von 7,5 ng/ml bzw. 1,5 ng/ml

Tabelle 8. Gleichzeitige Bestimmung von zirkulierender PSA und PAP

Gruppe	Ergebnisse[a]				
	Untersucht	PAP ($-$) PSA ($-$)	PAP ($-$) PSA ($+$)	PAP ($+$) PSA ($-$)	PAP ($+$) PSA ($+$)
Gesunde Männer	22	22 (100)	0 (0)	0 (0)	0 (0)
Nicht-Prostatakrebs[b]	30	30 (100)	0 (0)	0 (0)	0 (0)
BPH	29	26 (90)	1 (3)	2 (7)	0 (0)
Prostatakrebs[c]	192	39 (20)	31 (16)	56 (29)	66 (34)
Stadium A	12	5 (42)	3 (25)	4 (33)	0 (0)
Stadium B	36	15 (42)	6 (17)	11 (31)	4 (11)
Stadium C	28	9 (32)	1 (4)	9 (32)	9 (32)
Stadium D	116	10 (8)	21 (18)	32 (28)	53 (46)

[a] Ergebnisse ausgedrückt als Zahl der Einzelpersonen in jeder Kategorie (%). PAP $<$ 15,5 ng/ml ($-$) oder $>$ 15,5 ng/ml ($+$); 15,5 = bedeutet $+$ 3 SD von den normalen Werten. PA $<$ 7,5 ng/ml ($-$) oder $>$ 7,5 ng/ml ($+$); 7,5 = bedeutet 2 SD der BPH-Werte.
[b] Alle mit metastasierendem Krebs.
[c] Alle mit bestehender Erkrankung.

zeigten weder Kontrollen noch Patienten mit malignem Tumor hohe Werte von PSA oder PAP [30]. In 80% konnte durch den assoziierten Test ein Prostatakarzinom entdeckt werden, während die Einzelbestimmungen nur 30% für PSA und 17% für PAP positiv waren (Tabelle 8). Liedtke et al. haben Serum-PSA und -PAP in 205 aufeinanderfolgenden Serien von Patienten mit Prostataerkrankungen gemessen [32]. In 23,9% der Fälle war nur PSA erhöht, in 26,3% sowohl PSA als auch PAP, und in den verbleibenden Fällen waren beide Werte im Normbereich. Siddal et al. bewerteten beide Marker und demonstrierten, daß Serum-PSA oft erhöht sei, während Serum-PAP normal ist. Nur ein geringer Teil von Patienten (4,7%) hatte erhöhte Serum-PAP- und normale Serum-PSA-Konzentrationen [48].

Natürlich könnte die Assoziation der beiden Tumormarker zusätzliche Information zur prognostischen Bewertung und Überwachung des Krankheitsverlaufes beim Prostatakarzinom liefern. Das Hauptproblem jedoch, das aus der Multimarkeranwendung entsteht, betrifft die enormen Laborkosten. Aus diesem Grund glauben wir, daß PSA allein als Monitor für die Verlaufsbeobachtung verwendet werden kann, da es anscheinend weniger falsch-positive und falsch-negative Ergebnisse gibt als bei PAP. Wenn eine Markerkombination als unentbehrlich erachtet wird (die Assoziation hat eine höhere diagnostische Genauigkeit), dann wäre die optimale Assoziation unter allen anderen Tumormarkern nach unserer Meinung definitiv PSA und PAP.

Schlußfolgerung

Alle, die sich mit der Biologie von Tumormarkern beschäftigen, halten es für unwahrscheinlich, daß eine spezifische Substanz allein in der Lage sein wird, ein Prostatakarzinom zu diagnostizieren. Sie meinen jedoch, daß die Tumormarker bei der Behandlung dieser Erkrankung eine wichtige Rolle spielen. Die korrekte Anwendung der Marker erlaubt es uns, prognostische Aussagen zum natürlichen Geschehen dieses Karzinoms zu machen, um die Reaktion während und nach der Therapie zu überwachen und metastatische Läsionen mit Prostataursprung zu identifizieren. Informationen über zirkulierende Tumormarker, besonders wenn diese mit anderen klinischen und instrumentellen diagnostischen Methoden integriert werden, können hilfreich beim Erfassen von Patienten mit Prostatakarzinom sein, vor allem wenn die Markerwerte sehr hoch sind.

Derzeit wird das PSA als der brauchbarste Marker für die Tumorrezidiverkennung und als Parameter für das Ansprechen auf die Behandlung angesehen. Die gleichzeitige Bestimmung von PSA und PAP, integriert mit anderen Informationen, erhöht die Effektivität. Wir müssen jedoch betonen, daß die klinische Interpretation von Laborergebnissen nicht fehlerfrei ist.

Die Faktoren, welche die Zuverlässigkeit der Labortests beeinträchtigen, können in drei Kategorien eingereiht werden: methodische Aspekte, Karzinombiologie und Wirtsreaktion. Aus diesen Gründen sollten Laborergebnisse nicht nur als mathematische Zahlen angesehen werden, sondern auch in das biologische und klinische Bild des Patienten integriert werden.

Literatur

1. Abul Fadl MAM, King EJ (1949) Properties of acid phosphatases of erythrocytes and of the human prostate gland. Biochem J 45:51
2. Babson AL (1984) Alpha-naphthyl phosphate: the preferred substrate for acid phosphatase. Letter to the Editor. Clin Chem 30:1418
3. Babson AL, Read PA (1959) A new assay for prostatic acid phosphatase in serum. Am J Clin Pathol 32:88
4. Bais R, Huxtable A, Edwards JB (1983) Human prostatic acid phosphatase: properties of the native enzyme and the enzyme-antibody complex. Ann Clin Biochem 20:374
5. Bombardieri E, Castellani MR, Marcelli G, Sciaraffa G, Buraggi GL (1982) Biological markers of prostatic cancer. In: Giuliani L, Santi L, Rosso R, Boccardo F, Bombardieri E (eds) International symposium on the management of prostatic carcinoma. Cederim, Milano, pp 39–48
6. Bombardieri E, Crippa F, Mattioli S et al. (1987) Circulating tumor markers for prostate cancer today: factors to be taken into consideration for their correct interpretation. In: New trends in diagnosis and treatment of prostatic cancer. Acta Medica, Edizioni e Congressi, pp 37–52
7. Bruce AW, Mahan DE, Morales A et al. (1979) An objective look at acid phosphatase determinations: comparison of biochemical and immunological methods. Br J Urol 51:219
8. Bruce AW, Mahan DE, Belville WD (1980) The role of the radioimmunoassay for prostatic acid phosphatase in prostatic carcinoma. Urol Clin North Am 7:645
9. Chen IW, Sperling MI, Maxon HR, Kaplan LA (1982) Stability of immunological activity of human acid phosphatase in serum. Clin Chem 28:1163
10. Chu TM, Wang MC, Merrin C et al. (1978) Isoenzymes of human prostate acid phosphatase. Oncology 35:198
11. Collier D St J, Pain JA (1986) Acute and chronic retention of urine: relevance of raised serum prostatic acid phosphatase levels: a prospective study. Urology 27:34
12. Cooper JF, Foti A, Herschman HH, Finkle W (1978) A solid phase radioimmunoassay for prostatic acid phosphatase. J Urol 119:388
13. Dass S, Bowen NL, Bagshawe KD (1980) Rapid, fully automated radioimmunoassay of prostatic acid phosphatase in serum. Clin Chem 26:1583

14. Davies SN, Gochman N (1983) Evaluation of a monoclonal antibody-based immunoradiometric assay for prostatic acid phosphatase. Am J Clin Pathol 79:114
15. Debruyne FM, Munster PJ van, Groeningen JC van (1984) Radioimmunoassay (RIA) for prostatic acid phosphatase in patients with prostatic carcinoma. Urol Res 12:233
16. El Shirbiny A, Bhargava A, Beckley S et al. (1984) Comparison of immunologic and enzymatic assay of prostatic acid phosphatase for follow-up and assessment of clinical status of stage D prostate cancer. J Surg Oncol 26:526
17. Ewen LM, Spitzer RW (1976) Improved determination of prostatic acid phosphatase (sodium thymolphthalein monophosphate substrate). Clin Chem 22:627
18. Fishman WH, Lerner FA (1953) A method for estimating serum acid phosphatase of prostatic origin. J Biol Chem 200:89
19. Fornara P, Sturm W, Fabricius PG, Schmiedt E (1987) Klinische Relevanz der radioimmunologischen Bestimmung des prostataspezifischen Antigens (PSA) beim Prostatakarzinom. Urologe [A] 26:158
20. Foti AG, Herschman HH, Cooper JF (1977) Comparison of human prostatic phosphatase by measurement of enzymatic activity and by radioimmunoassay. Clin Chem 23:95
21. Franchimont P, Bouffioux C, Reuter A et al. (1983) Radioimmunoassay of prostatic acid phosphatase: validation and clinical application. Int J Cancer 31:149
22. Graves HCB, Sensabaugh GF, Blake ET (1985) Postcoital detection of a male-specific semen protein: application to the investigation of rape. N Engl J Med 312:338
23. Greene FR, Thompson IM (1974) The effects of various manipulations on serum phosphatase level in benign disease. J Urol 112:232
24. Griffith JC (1980) Prostate-specific acid phosphatase: re-evaluation of radioimmunoassay in diagnosing prostatic disease. Clin Chem 26:433
25. Killian CS, Vargas FP, Lee CL et al. (1980) Quantitative counterimmunoelectrophoresis assay for prostatic acid phosphatase. Invest Urol 18:219
26. Killian CS, Yang N, Emrich LJ et al. (1985) Prognostic importance of prostate-specific antigen for monitoring patients with stages B2 to D1 prostate cancer. Cancer Res 45:886
27. Killian CS, Emrich LJ, Vargas FP et al. (1986) Relative reliability of five serially measured markers for prognosis of progression in prostate cancer. J Natl Cancer Inst 76:179
28. Klein LA, Shapiro P (1981) Role of acid phosphatase measurement in management of prostate cancer. Urology 17:550
29. Kontturi M, Vihko P, Lukkarinen O et al. (1985) Immunoreactive prostate-specific acid phosphatase in prostatic cancer. Scand J Clin Lab Invest 45/179:67
30. Kuriyama M, Wang MC, Papsidero LD et al. (1980) Quantitation of prostate-specific antigen in serum by a sensitive enzyme immunoassay. Cancer Res 40:4658
31. Kuriyama M, Wang MC, Lee CL et al. (1981) Use of human prostate-specific antigen in monitoring prostate cancer. Cancer Res 41:3874
31a. Kuriyama M (1986) Report for Fundamental Scientific Research 5780303 from Ministry of Education, Japan
32. Liedtke RJ, Batjer JD (1984) Measurement of prostatic-specific antigen by radioimmunoassay. Clin Chem 30:649
33. Lilja HA (1985) A kallikrein-like serine protease in prostatic fluid cleaves the predominant seminal vesicle protein. J Clin Invest 76:1899
34. Lillehoj HS, Choe BK, Rose NR (1982) Monoclonal antibodies to human prostatic acid phosphatase: Probes for antigenic study. Proc Natl Acad Sci USA 79:5061–5065
35. Lindholm GR, Stirton S, Liedtke RJ et al. (1980) Prostatic acid phosphatase by radioimmunoassay: sensitivity compared with enzymatic assay. JAMA 244:2071
36. Maatman TJ, Gupta MK, Montie JE (1984) The role of serum prostatic acid phosphatase as a tumor marker in men with advanced adenocarcinoma of the prostate. J Urol 132:58
37. McCarthy RC, Jakubowski HV, Markowitz H (1983) Human prostatic acid phosphatase: purification, characterization, and optimization of conditions for radioimmunoassay. Clin Chim Acta 132:287
38. Mensink HJ, Marrink J, Hindriks FR (1983) Prostatic acid phosphatase: comparison of radioimmunoassay and enzyme activity assay. J Urol 129:1136

39. Morishita N, Minami Y, Ogawa S et al. (1984) Purification and enzyme immunoassay of tumor markers for prostate cancer: Prostatic acid phosphatase, prostate-specific antigen and creatine kinase BB. Jpn J Urol 75:404
40. Nilsson T, Müntzing J (1973) Histochemical and biochemical enzyme studies in prostatic carcinomatous tissue before and during treatment with estrogen. Scand J Urol Nephrol 7:14
41. Paganuzzi M, Ferrara GB (1986) La fosfatasi acida prostatica: marcatore tumorale classico del carcinoma prostatico. In: Boccardo F, Bombardieri E, Fabris F (eds) I biomarcatori del carcinoma della prostata. Schütztor, Konstanz, p 65
42. Paulson DF, Berry WR, Cox EB et al. (1979) Treatment of metastatic endocrine-unresponsive carcinoma of the prostate gland with multiagent chemotherapy: indicators of response to therapy. J Natl Cancer Inst 63:615
43. Pontes JE, Chu TM, Slack N et al. (1982) Serum prostatic antigen measurement in localized prostatic cancer: correlation with clinical course. J Urol 128:1216
44. Robey EL, Schellhammer PF, Wright GL et al. (1985) Cancer serum index and prostatic acid phosphatase for detection of progressive prostatic cancer. J Urol 134:787
45. Romas NA, Shaw LM, Hsu KC et al. (1982) Clinical comparison of immunological assay for determining prostatic acid phosphatase. Ann NY Acad Sci 390:104
46. Roy AV, Brower ME, Hayden JE (1971) Sodium thymolphthalein monophosphatase: a new acid phosphatase substrate with greater specificity for the prostatic enzyme in serum. Clin Chem 17:1093
47. Shaw LM, Yang N, Brooks JJ et al. (1981) Immunochemical evaluation of the organ specificity of prostatic acid phosphatase. Clin Chem 27:1505
48. Siddall JK, Cooper EH, Newling DWW, Robinson MRG, Whelan P (1986) An evaluation of the immunochemical measurement of prostatic acid phosphatase and prostatic specific antigen in carcinoma of the prostate. Eur Urol 12:123
49. Siddall JK, Shetty SD, Cooper EH (1986) Measurements of serum gamma-seminoprotein and prostate specific antigen evaluated for monitoring carcinoma of the prostate. Clin Chem 32:2040
50. Stamey TA, Yang N, Hay AR et al. (1987) Prostate-specific antigen as a serum marker for adenocarcinoma of the prostate. N Engl J Med 317:909
51. Van Cangh PJ, Opsomer R, De Nayer P (1982) Serum prostatic acid phosphatase determination in prostatic disease: a critical comparison of an enzymatic and a radioimmunologic assay. J Urol 128:1212
52. Wajsman Z, Chu TM, Saroff J et al. (1979) Two new, direct and specific methods of acid phosphatase determination. National field trial. Urology 13:8
53. Watson RA, Tang DB (1980) The predictive value of prostatic acid phosphatase as a screening test for prostatic cancer. N Engl J Med 303:497
54. Watt KWK, Lee PJ, M'Timkulu T et al. (1986) Human prostate-specific antigen: structural and functional similarity with serine proteases. Proc Natl Acad Sci USA 83:3166

Diagnostische Wertigkeit des prostataspezifischen Antigens beim Prostatakarzinom

P. Fornara und P. G. Fabricius[1]

Potentielle Aufgaben eines Tumormarkers

Tumormarker sind Substanzen, die entweder von der Tumorzelle selbst produziert werden, oder deren Produktion durch das Tumorwachstum stimuliert wird. Diese Stoffe können mit Hilfe von Enzymimmunoassays, spezifischen Radioimmunoassays oder immunhistochemischen Verfahren mit teilweise sehr hoher Sensitivität und Spezifität gemessen werden.

Um die Wertigkeit eines Tumormarkers beurteilen zu können, muß man ihn an den Kriterien eines idealen Tumormarkers messen. Die idealen Eigenschaften eines Tumormarkers beinhalten die Differenzierungsmöglichkeit zwischen physiologisch und pathologisch und wiederum zwischen einem benignen und einem malignen Tumor. Im Idealfall sollte also ein Tumormarker eine hohe Sensitivität und Spezifität bei standadisierter, reproduzierbarer, einfacher und vergleichbarer Bestimmungsmethode besitzen. In der Diagnostik sollte der Marker ein Screening, die Definition von Risikogruppen sowie eine Tumorlokalisation ermöglichen. Ebenso wäre eine Korrelation zum Tumorstadium sowie zum Malignitätsgrad wünschenswert. Im Verlauf hingegen sollte die Substanz in der Lage sein, durch ihre Veränderungen die Effektivität einer primären radikalen Therapie sowie aber auch die anderer, lokaler oder systemischer Therapieformen anzuzeigen. Darüber hinaus sollte die Früherkennung einer Tumorprogression möglich sein [8].

1979 hat die Arbeitsgruppe um Wang erstmals das prostataspezifische Antigen (PSA) beschrieben [9]. Es handelt sich dabei um ein Glykoprotein mit einem Molekulargewicht um 33 000 Dalton, das sowohl in benignen als auch in malignen Epithelzellen der Prostata gebildet wird. Somit ist das prostataspezifische Antigen, wie die prostataspezifische saure Phosphatase (PAP), ein Organmarker und kein Tumormarker im engeren Sinne. Das prostataspezifische Antigen ist normaler Bestandteil des Seminalplasmas. Die eigentliche Rolle dieser Substanz ist noch unklar. Das prostataspezifische Antigen zeigt weder eine antigene noch eine biochemische Verwandtschaft zur prostataspezifischen sauren Phosphatase [6]. Immunhistochemisch konnte man nachweisen, daß Prostatazellinseln Bindungsstellen für beide Marker besitzen, wobei diese jedoch nicht identisch sind [7]. Im Gegensatz zur sauren Prostataphosphatase, die z. B. bei der Frau nachweisbar ist, ist das prostataspezifische Antigen bislang experimentell sowie klinisch in vivo und in vitro in keinem anderen Organ oder Gewebe identifiziert worden [1]. Diese strenge Or-

[1] Urologische Klinik und Poliklinik der LMU, Klinikum Großhadern, Marchioninistraße 15, D-8000 München 70

G. Staehler und P.G. Fabricius (Hrsg.)
Das Prostatakarzinom. Diagnostik und Therapie
© Springer-Verlag Berlin Heidelberg 1990

ganspezifität verleiht diesem Molekül eine besondere Bedeutung als Verlaufsparameter.

Die Halbwertszeit im Blut beträgt ca. 2 h, und es kann bis zu 2 Wochen dauern, bis das PSA, z. B. nach radikaler Prostatovesikuloektomie (RPE), einen nicht mehr meßbaren Bereich erreicht [10].

Bedeutung der PSA-Bestimmung für die Erstdiagnose

In einer früheren Studie wurde bei 106 gesicherten Prostatakarzinomen die PSA-Konzentration bestimmt und mit dem durch bildgebende Verfahren diagnostizierten Tumorstadium verglichen (Tabelle 1). Insgesamt konnten 87% der Patienten PSA-mäßig erfaßt werden. Im Gegensatz hierzu wurden PAP-mäßig lediglich 49% der Fälle erfaßt [4].

Das prostataspezifische Antigen erwies sich als ein deutlich sensitiver Marker bei der Erstdiagnose eines Prostatakarzinoms bis zur nahezu 100%igen Erfassung von Patienten mit einem fortgeschrittenen Tumor. Man sollte aber das Hauptaugenmerk auf die Tatsache richten, daß 36% – 40% der Patienten mit einem lokal begrenzten und somit unter kurativer Zielsetzung therapierbaren Prostatakarzinoms zum Zeitpunkt der Erstdiagnose PSA-mäßig nicht erfaßt wurden. Wenn auch Untersuchungen von Killian 1985 und die Studien der NPCP zeigten, daß die PSA-Bestimmung eine Relevanz für das Screening von Prostatakarzinompatienten hatte, sind beim lokal begrenzten Tumorleiden noch viele Probleme offen, und die anfängliche Euphorie ist jetzt einer nüchternen Betrachtungsweise gewichen [6].

Neben falsch-negativen PSA-Serumkonzentrationen finden sich – wenn auch in einer geringen Anzahl tumorfreier Probanten – falsch-positive. Eine Analyse unseres Krankengutes mit großen Prostatahyperplasien, die 1986 transvesikal operiert wurden, zeigte, daß bei Patienten mit einem Adenomgewicht über 60 g eine PSA-Konzentration > 10 ng/ml allein durch die Vergrößerung des Organs verursacht werden kann. Bei einem Adenomgewicht über 150 g fand sich in keinem Fall ein PSA-Wert, der von uns als normal befundet werden konnte (Tabelle 2). Alle diese 39 Patienten hatten histologisch eine benigne Prostatahyperplasie und postoperativ PSA-Werte, die auf ein Niveau < 2 ng/ml zurückgingen.

Wie schon experimentell nachgewiesen, muß also auch bei Patienten mit benigner Prostatahyperplasie von einer Beeinflussung des Konzentrationsverhaltens

Tabelle 1. PSA- und PAP-Serumkonzentrationen bei Erstdiagnose von 106 Patienten mit einem virginellen Prostatakarzinom in Korrelation zum Tumorstadium

Stadium	n	PSA > 10 ng/ml n (%)	PAP > 1,7 ng/ml n (%)
$T_{1-2} N_0 M_0 A,B_{1/2}$	10	60 (60)	–
$T_{2-3} N_0 M_0 C_1$	22	14 (64)	–
$T_4 N_{0-3} M_0 D_1$	26	24 (92)	12 (46)
$T_x M_1 D_2$	48	48 (100)	40 (83)

Tabelle 2. PSA-Konzentrationen von 39 Patienten, die wegen einer benignen Prostatahyperplasie transvesikal operiert wurden (Serumbestimmungen vor Op)

PSA (ng/ml) vor Op	postoperatives Adenomgewicht (g)			
	60 − 100 n	100 − 150 n	150 − 200 n	> 200 n
5 − 10	10	2	−	−
10 − 20	12	6	2	−
> 20	5	−	1	1

durch die Gewebsmasse des nicht tumor-, sondern lediglich organspezifischen PSA ausgegangen werden [3]. Bekannt ist, daß Manipulationen an der Prostata zu einer Erhöhung der prostataspezifischen Phosphatase im Serum führen. Diese iatrogenen Konzentrationsänderungen konnten auch für das PSA nachgewiesen werden [2]. Ebenso kann eine Entzündung der Prostata mit PSA-Werten einhergehen, die über 10 ng/ml liegen. Da der Prozentsatz von Prostatitiden bei Patienten mit geringer Hyperplasie − wohl meist erst histologisch nachweisbar − relativ hoch ist, können unter Umständen erhöhte PSA-Konzentrationen auf diese Genese zurückgeführt werden. Ebenso kommt es beim Harnverhalt, u. a. aufgrund einer venösen Stauung im kleinen Becken sowie einer Prostatakongestion, zu einem vermehrten Übertritt des prostataspezifischen Antigens in die Blutbahn.

Die Bestimmung der PSA-Serumkonzentration läßt sich also nicht als optimale Screening-Methode identifizieren. Ebenso ist nur eine relative Korrelation zum Tumorstadium bei Erstdiagnose gegeben. Neben der Tatsache, daß erhöhte PSA-Werte immer suspekt sind, scheint also höchstens dem vor der Behandlung bestimmten Wert des prostataspezifischen Antigens eine relative prognostische Bedeutung zuzukommen.

Bedeutung der PSA-Bestimmung für die Verlaufskontrolle

Anders scheint die wiederholte PSA-Messung beim Monitoring des Prostatakarzinompatienten als hilfreicher Parameter an Bedeutung zu gewinnen. Neben der Möglichkeit, eine Tumorprogression bzw. -remission PSA-mäßig zu erfassen, scheint die Beobachtung von besonderem Interesse zu sein, daß eine PSA-Erhöhung zeitlich der klinisch erfaßbaren Progression vorausgeht. Sämtliche Progressionen wurden erst 8 − 18 Wochen nach dem PSA-Anstieg klinisch oder bildgebend manifest. Gleiches gilt für die PSA-mäßige Erfassung einer klinisch gesicherten Tumorremission. In nahezu allen Fällen mit Tumorremission wurde eine Verringerung der PSA-Konzentration im Serum 8 − 14 Wochen vor den klinisch objektivierbaren Kriterien gemessen.

Ein weiterer prognostischer Vorhersagewert kommt der Bestimmung der PSA-Konzentrationen im Verlauf zu. Bei Patienten, bei denen ein abrupter Abfall der PSA-Konzentrationen unabhängig vom Ausgangswert auf Werte < 10 ng/ml beobachtet wurde, handelte es sich ausnahmslos um sog. „stabile" Remissionen. Da die PSA-Konzentration mit dem Tumorvolumen zu korrelieren scheint, ist dies möglicherweise Ausdruck einer deutlichen Reduzierung des PSA-produzierenden Gewebes, was wiederum die Stabilität der Remissionen erklären könnte. Der abrupte Abfall der PSA-Serumkonzentrationen gilt somit als Bestätigung der laufenden Therapie.

PSA als Verlaufsparameter nach radikaler Prostatektomie

Aufgrund der strengen Organspezifität des prostataspezifischen Antigens eignet sich diese Substanz besonders gut als Verlaufsparameter nach radikaler Prostatektomie. Insgesamt konnten PSA-mäßig 58 Patienten, die wegen eines lokal begrenzten Prostatakarzinoms radikal prostatektomiert wurden, erfaßt werden. Davon konnten 49 Verläufe ausgewertet werden bei einer mittleren Beobachtungszeit von 24 ± 10 Monaten. Neben 35 Patienten, bei denen postoperativ innerhalb der ersten 14 bis maximal 18 Tagen ein rascher Abfall der Serumkonzentrationen bis auf Werte $< 0,5$ ng/ml gesichert werden konnte, fand sich in 4 Fällen ein unbefriedigender Abfall des prostataspezifischen Antigens (Tabelle 3).

In weiteren 10 Fällen konnte während der Verlaufsbeobachtung 4–12 Monate nach radikaler Prostatektomie ein erneuter Anstieg des prostataspezifischen Antigens beobachtet werden. In einem Fall wurde der erneute PSA-Anstieg nach RPE erst 12 Jahre postoperativ manifest.

Die Abbildung 1 zeigt einen typischen PSA-Serumkonzentrationsverlauf bei stabiler Remission nach radikaler Prostatovesikuloektomie. Die Abbildungen 2, 3 und 4 hingegen zeigen nach initialem Abfall einen erneuten Anstieg der PSA-Serumkonzentrationen nach entsprechender Latenzzeit. Bis auf einen Fall konnte bei keinem der 14 Patienten, weder klinisch noch bildgebend, ein Rezidiv bzw. ein Progreß vorher objektiviert werden. Auch die Verläufe der Serumkonzentrationen der prostataspezifischen sauren Phosphatase ergaben in keinem dieser 14 Fälle einen Anhalt für ein Tumorrezidiv.

Tabelle 3. Unbefriedigender Abfall (*) bzw. erneuter Anstieg (**) der PSA-Serumkonzentrationen (n = 7) nach radikaler Prostatovesikuloektomie (n = 58). Die PAP war nicht meßbar. (*TRS* Transrektale Sonographie, *FNB* Feinnadelbiopsie)

Diagnostik	Monate			
	0	3	6	12
PSA > 1 ng/ml	2*	–	7 (5**)	4 (3 behand.)
PAP > 1 ng/ml	–	–	–	–
rectal Lokalrezid.	–	–	1	1
CT/MR	–	–	1	1
TRS	–	–	1	1
Skelettszintigr.	–	–	2	–
FNB	–	–	–	1

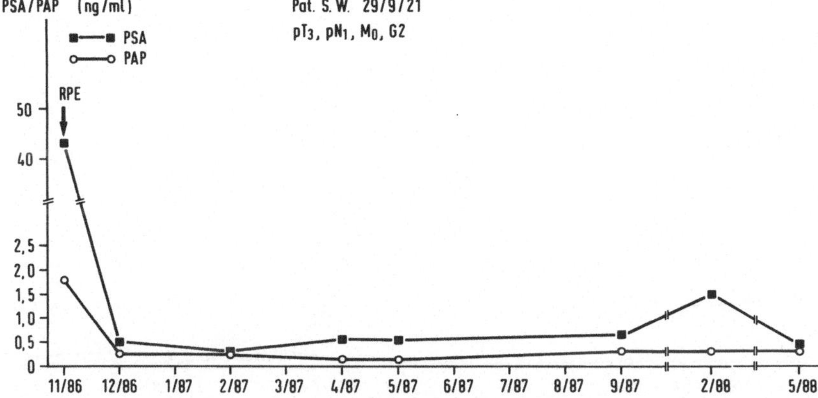

Abb. 1. PSA-Serumkonzentrationsverlauf nach RPE, wobei intraoperativ sowohl ein T_3-Tumor als auch ein positiver Lymphknoten gefunden wurde. Bisher gibt es klinisch und in der bildgebenden Diagnostik keinen Hinweis für einen Tumorprogreß. PAP immer im Normbereich

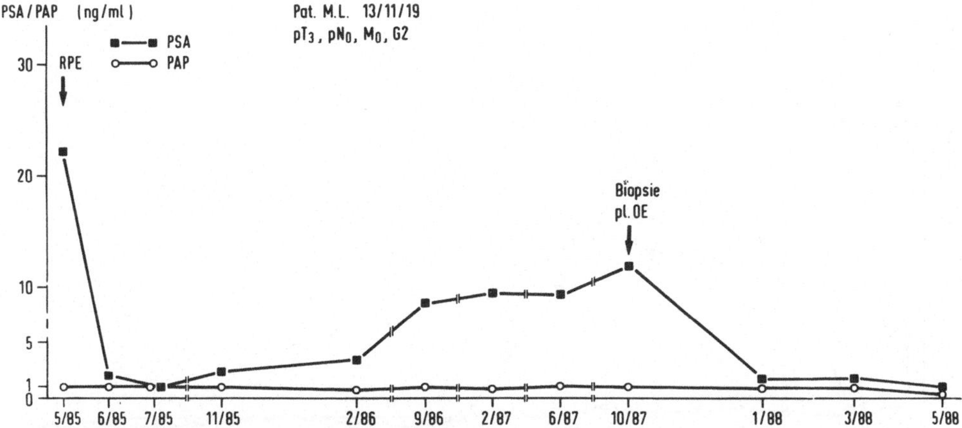

Abb. 2. PSA-Serumkonzentrationsanstieg 18 Monate nach RPE. Erst nach weiteren 12 Monaten konnte der lokoregionäre Progreß histologisch gesichert werden. Nach plastischer Orchiektomie erneuter PSA-Abfall. Die PAP-Konzentrationen waren immer im Normbereich

Aufgrund der strengen Organspezifität des prostataspezifischen Antigens ist nach radikaler Prostatektomie ein abrupter Abfall der PSA-Werte bis auf nahezu nicht mehr meßbare Konzentrationen zu erwarten. Ein fehlender Abfall der PSA-Werte würde also auf eine ungenügende Radikalität des Eingriffes schließen lassen bzw. eine bereits stattgefundene, wenn auch noch nicht bildgebend erfaßte, Metastasierung signalisieren. Ebenso deutet ein erneuter Anstieg auf ein lokoregionäres Rezidiv bzw. auf noch nicht manifeste ossäre oder lymphoidale Mikrometastasen hin. Bei 12 unserer 14 Patienten konnte nach Einleitung einer sekundären systemischen Therapieform ein Abfall der PSA-Konzentration auf Werte <0,5 ng/ml erreicht werden.

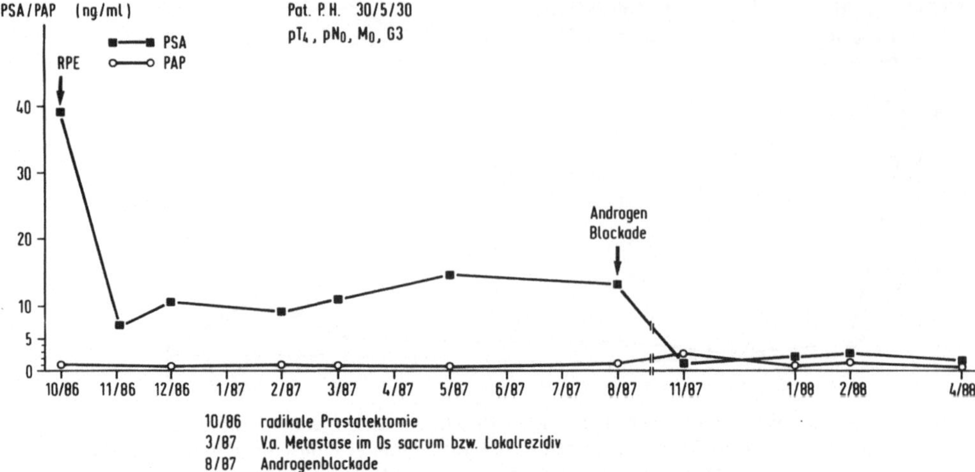

Abb. 3. Fehlender PSA-Abfall unter die Nachweisgrenze nach RPE. Nach medikamentöser Androgenblockade PSA-Abfall auf nahezu nicht mehr meßbare Werte. PAP im Normbereich

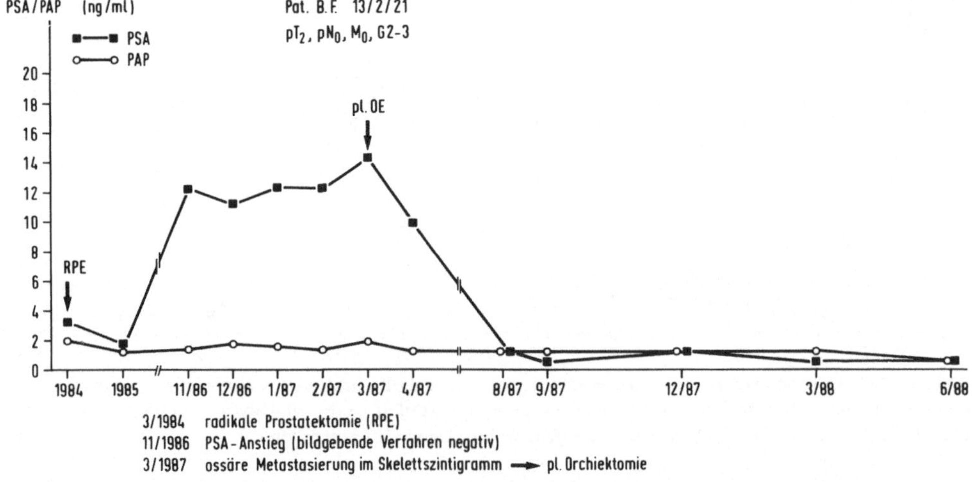

Abb. 4. PSA-Anstieg bei Tumorprogression nach RPE. Erst nach 2 Jahren histologischer Tumorrezidivnachweis. Die PAP-Bestimmung war unter der Normgrenze

Zusammenfassung

Führt man sich die Eigenschaften eines idealen Tumormarkers noch einmal vor
Augen, kann gesagt werden, daß sich die Bestimmung der PSA-Serumkonzentration in der Diagnostik nicht als optimale Screening-Methode erwiesen hat. Ebenso
ist nur eine unsichere Korrelation zum Tumorstadium bei Erstdiagnose gegeben.

Neben der Tatsache, daß erhöhte PSA-Werte immer suspekt sind, scheint also höchstens dem vor der Behandlung bestimmten Wert des PSA eine relative prognostische Bedeutung zuzukommen.

Die wiederholte Bestimmung der PSA-Serumkonzentration ist dagegen ein hilfreicher Parameter zur Beurteilung des Krankheitsverlaufes von Prostatakarzinompatienten in jedem Tumorstadium. Das Verhalten des prostataspezifischen Antigens ist dabei ein relativ empfindlicher Gradmesser für die biologische Aktivität des Prostatakarzinoms unter der laufenden Therapie.

Von besonderer Bedeutung ist die Bestimmung des prostataspezifischen Antigens nach RPE. Bei totaler Entfernung des PSA-produzierenden Gewebes deutet die wiederholte Bestimmung meßbarer PSA-Serumkonzentrationen ($> 1,0$ ng/ml) auf ein Tumorrezidiv hin, so daß hier, ähnlich wie bei den Hodentumoren, die Frage aufgeworfen werden muß, ob ein Therapiekonzept allein auf die PSA-Bestimmung aufgebaut werden darf. Dies um so mehr, seit eine medikamentöse und somit reversible Androgenblockade möglich ist.

Literatur

1. Allhoff EP, Proppe KH, Chapman CM, Lin CW, Prout GR (1983) Evaluation of prostate specific acid phosphatase and prostate specific antigen in identification of prostatic cancer. J Urol 129:315–318
2. Csapo Z, Sigel A, Brand K' (1987) Stellenwert der sauren Prostata-Phosphatase (PAP/RIA) und des Prostataspezifischen Antigens (PSA/RIA) in der Diagnostik und Verlaufskontrolle des Prostatakarzinoms. Urologe (B) 27:238–245
3. Fabricius PG, Sturm W, Amselgruber W, Rommel F, Fornara P (1987) Transplantation of hypertrophy of prostatic tissue (BPH) into the nude mouse – its value of and possibilities for therapeutic studies. J Endocrin Invest 10:68
4. Fornara P, Sturm W, Fabricius PG (1987) Klinische Relevanz der radioimmunologischen Bestimmung des Prostataspezifischen Antigens (PSA) beim Prostatakarzinom. Urologe (A) 26:158–161
5. Killian CS, Yang N, Emerich LJ, Vargas FP, Kuriyama M, Wang MC, Slack NH et al. (1985) Prognostic importance of prostate-specific antigen for monitoring patients with stages B_2 to D_1 prostate cancer. 45:886–889
6. Killian CS, Emerich LJ, Vargas FP, Yang N, Wang MC, Priore RL, Murphy GP (1986) Relative reliability of five serially measured markers for prognosis of progression in prostate cancer. J Natl Cancer Inst 76:179–185
7. Papsidero LD, Kuriyama M, Wang MC, Horoszewicz JS, Leong SS, Valenzuela LA, Murphy GP, Chu T (1981) Prostate antigen: A marker for human prostatic epithelial cells. J Natl Cancer Inst 66:37–41
8. Staab HJ, Anderer FA, Schindler AE, Ahlemann LM, Zwirner M (1985) Optimizing tumor markers in breast cancer: Monitoring, prognosis and therapy control. Cancer detection, prognosis and therapy control. Cancer Detect Prev 8:35
9. Wang MC, Valenzuela LA, Murphy GP, Chu TM (1979) Purification of a human prostate specific antigen investigative. Urology 17:159–163
10. Wang MC, Loor RM, Lee SL, Chu TM (1983) Physico-chemical characterisation of prostate antigen purified from human prostate gland and seminal plasma. IRSCS Med Sci 11:327–328

Immunszintigraphische Studien bei Prostatatumoren auf der Nacktmaus

P. G. FABRICIUS[1] und R. SENEKOWITSCH[2]

Trotz großer Fortschritte der bildgebenden Diagnostik in den letzten Jahren gelingt es immer noch nicht, Tumorgewebe in der Größenordnung von 1 g (= etwa 10^9 Zellen) zu entdecken [20]. Dieses Problem hat dann besondere klinische Relevanz, wenn es um die Differenzierung zwischen Narbe oder Rezidiv bei Tumoren im kleinen Becken geht. Die bahnbrechende Entdeckung von Köhler und Milstein [18], nämlich die gezielte Herstellung monoklonaler Antikörper, hat neue Wege für die Diagnostik und Therapie der Tumorerkrankung eröffnet [8, 9, 11, 14, 21, 24, 27]. Mit monoklonalen Antikörpern gelingt es, tumorassoziierte Antigene menschlicher Malignomzellen zu erkennen und spezifisch zu binden. Wird der monoklonale Antikörper mit einem Nuklid markiert, dann kann eine selektive Anreicherung im Tumorgewebe für eine szintigraphische Darstellung genutzt werden [3, 4]. Obwohl es bereits etablierte Verfahren der Immunszintigraphie für einige kolorektale und gynäkologische Tumoren sowie für Melanommetastasen gibt, ist die praktische Anwendung schwierig [5, 6, 19]. In der Prostatakarzinomdiagnostik wurde bisher nur die Markierung von PAP zur Szintigraphie genutzt [2, 15, 16, 28]. Um einen monoklonalen Antikörper klinisch sinnvoll anzuwenden, bedarf es der Ermittlung zahlreicher Faktoren, die die Biokinetik und somit das Ausmaß der In vivo-Lokalisation im Tumor mitbestimmen (Übersicht bei Senekowitsch [25]).

Methodik

Es sollte geprüft werden, inwieweit die PSA-Exprimierung von BPH-Gewebe eine immunszintigraphische Darstellung von subkutanen Xenografts der Nacktmaus möglich macht. Die immunszintigraphischen Untersuchungen wurden im Institut für Nuklearbiologie der GSF, München, Neuherberg, durchgeführt.

Verwendet wurden monoklonale Antikörper gegen menschliches PSA der Firma Hybritech. 20 Tiere erhielten ein humanes BPH-Transplantat in einer Größe von $7\times7\times1,5$ mm. Am 14. postoperativen Tag wurde der mit [131]Jod markierte MAK (Jodogen-Methode nach Fraker und Speck [10]) den Nacktmäusen über die Schwanzvene injiziert. Zwei Tage vorher erhielten die Tiere zur Blockierung der Schilddrüse Perchlorat (Irenat) mit dem Trinkwasser verabreicht. Die Ermittlung der Ganzkörperretention nach Gabe des markierten MAK erfolgte mit einem Kleintierkörperzähler [25]. Alle Retentionswerte wurden durch Gammaspektrome-

---

[1] Urologische Klinik und Poliklinik der LMU, Klinikum Großhadern, Marchioninistraße 15, D-8000 München 70
[2] Institut für Nuklearbiologie, GSF, Ingolstädter Landstraße 1, D-8000 München 45

G. Staehler und P.G. Fabricius (Hrsg.)
Das Prostatakarzinom. Diagnostik und Therapie
© Springer-Verlag Berlin Heidelberg 1990

trie bestimmt und durch die erste Ganzkörpermessung (=100%) unmittelbar nach Applikation der Aktivität normiert. Die Untersuchung erfolgte 1, 3, 6, 12 und 24 h sowie 2, 4, 6, 7, 9 und 12 Tage p. i.

Zur Szintigraphie wurden die tumortragenden Nacktmäuse durch i. p. Injektion von 200 mg Ketanest und 10 mg Rompun pro kg Körpergewicht ruhiggestellt. Die szintigraphische Darstellung erfolgte in ventrodorsaler Projektion an einer Gamma-Kamera (Philips) mittels eines Pinhole-Kollimators. Die Bilder wurden in einem digitalen Computer mit 64×64 Bildmatrix gespeichert (Philips NPS mit DEC PDP 11/34) und direkt abfotografiert (Polaroid-Technik). Die Aufnahmen erfolgten 2, 4, 7 und 12 Tage p. i. Mittels der Region-of-Interest-Technik war die Bestimmung des Verhältnisses im Tumor retinierter Aktivität zur Ganzkörperaktivität möglich.

Nach Applikation des markierten MAK gegen PSA wurden die Nacktmäuse in Äthernarkose durch Entbluten in definierten Abständen (2, 4, 7 und 12 Tage) getötet und die Organe präpariert. Letztere wurden gewogen und die Impulsrate der Gewebe in einem Gammaprobenwechsler (Bohrlochszintillationsdetektor der Firma Frieseke) mit entsprechender Nulleffektkorrektur gemessen. Auch die Aktivität des Vollblutes wurde bestimmt. Die „Aktivitätskonzentration" der Organe ist der Quotient aus der Impulsrate der Probe und dem Produkt der Impulsrate eines Standards mit der Masse der Probe. Die Angabe erfolgte in Prozent der applizierten Aktivität pro Gramm Gewebe. Nach Multiplikation mit der Organmasse erhielt man den Prozentsatz der applizierten Aktivität pro Organ [26].

Ergebnisse

Die immunszintigraphischen Studien an BPH-Transplantaten unterteilten sich in Untersuchungen, die die Ganzkörperretention als auch die Möglichkeit einer Bildgebung betrafen. Des weiteren wurden die Verteilung des ^{131}J-MAK gegen PSA in verschiedenen Organen des Wirtstiers gemessen. Unmittelbar nach i. v.-Gabe des markierten MAK wurde die erste Ganzkörperaktivitätsmessung durchgeführt (Tabelle 1). Wie aus der Tabelle ersichtlich, fanden sich 92,9% ± 7% der Ausgangsaktivität im Körper der Nacktmaus. Das war ein Beweis dafür, daß das Tier die gesamte Menge des Nuklids erhalten hatte. Die weiteren Messungen zeigten eine kontinu-

Tabelle 1. Ganzkörperaktivitätsmessungen von nu-nu-Mäusen (% des Ausgangswertes) nach i.v.-Injektion von ^{131}J-markiertem MAK gegen PSA

Ganzkörperaktivität (%) zum Ausgangswert								
Sofort	Stunden			Tage				
	3	6	24	2	4	6	9	12
n = 20	n = 20	n = 20	n = 20	n = 20	n = 17	n = 14	n = 13	n = 7
92,9 ± 7	73 ± 14	61 ± 8	41 ± 2	31 ± 1,6	20 ± 1,7	13 ± 1,8	6,5 ± 1,5	3,9 ± 1,2

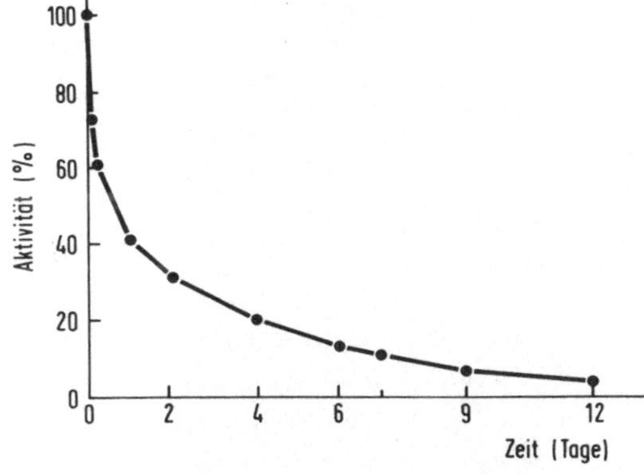

Abb. 1. Prozentualer Abfall der Ganzkörperaktivität von Nacktmäusen nach Applikation von ^{131}J-markiertem MAK gegen PSA. Obwohl ein kompletter Ak gespritzt wurde, ist nach 48 h weniger als 40% des Ausgangswertes nachweisbar

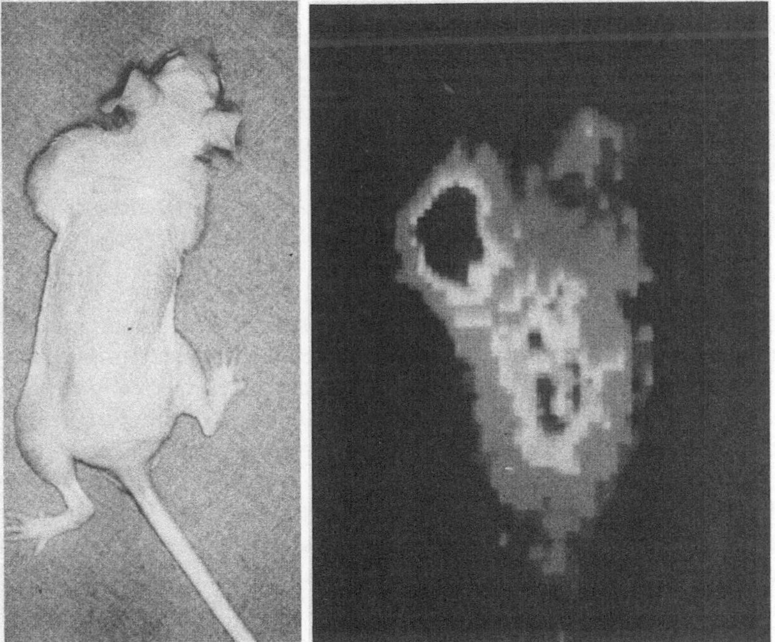

Abb. 2. BPH-tumortragende Nacktmaus (TU oberhalb der li. Schulter) und Immunszintigraphie mit ^{131}J-markiertem MAK gegen PSA 5 Tage nach Gabe des Nuklids. Der Tumor ließ sich deutlich abbilden. Es kam aber auch die Leber- und Herzregion zur Darstellung

ierliche Abnahme der Aktivität (Abb. 1). Bereits nach 24 h waren nur noch 41% ± 2% der ursprünglichen Nuklidmenge nachweisbar, obwohl der verwendete MAK ein kompletter Antikörper und kein Fragment war. 12 Tage später konnten noch 3,9% ± 1,2% von der Ausgangsaktivität gemessen werden. Zwei Tage nach Applikation des ^{131}Jod-MAK wurden die Tiere mit einer Philips-Gamma-Kamera-

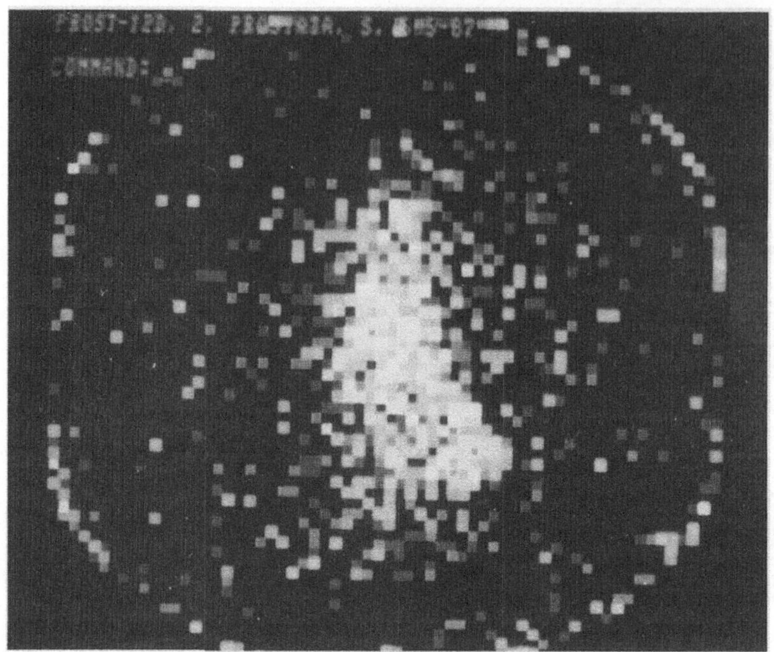

Abb. 3. BPH-Szintigramme einer Nacktmaus 12 Tage nach Injektion des Nuklids (^{131}J-markierter MAK gegen PSA). Der Tumor ist nur andeutungsweise abgebildet

szintigraphiert (Abb. 2, 3). Die Abbildungen lassen sowohl den Tumor und die stark durchblutete Herz-Leber-Region erkennen. Am 5. Tag war eine deutliche Abgrenzung des transplantierten BPH-Tumors von den übrigen Körperregionen szintigraphisch möglich. Die Bildgebung war für eine Tumorsuche am Versuchstier ausreichend. Die Aktivitätskonzentrationen für die verschiedenen Organe können der Tabelle 2 entnommen werden. Die höchsten Werte wurden im Blut und im Tumor 4 Tage nach Injektion gemessen. Dagegen waren nur geringe Mengen in der Prostata der Maus nachweisbar. Die Angaben der Tabelle beziehen sich auf den Anteil an applizierter Aktivität des ^{131}Jod-MAK gegen PSA pro Gramm Gewebe. Das Verhältnis von Aktivität im Blut zu der im Tumor wurde als sog. Tumor-Blut-Quotient angegeben und betrug 4 Tage p. i. 1,01 und 12 Tage p. i. 1,98.

Diskussion

Die Methodik der Immunszintigraphie war den nuklearmedizinischen Untersuchungen an Kleintieren angepaßt [26]. Sehr wichtig war die ausreichende Vaskularisierung der Tumore bzw. der zu untersuchenden Gewebe. So wurde zur Szintigraphie von BPH-Transplantaten der 14. postoperative Tag gewählt. Bei der Auswahl der Organe zur Beurteilung der Nuklidverteilung wurden repräsentative Stichproben vorgenommen.

Tabelle 2. Anteil der applizierten Aktivität (%) des [131]J-markierten MAK gegen PSA pro mg Gewebe im Blut: BPH-Tumor sowie verschiedene Organe in Abhängigkeit von der Zeit nach Injektion bei Nacktmäusen

Organ	Anteil der applizierten Aktivität (%)		
	Tag 4	Tag 7	Tag 12
Blut	$8,04 \pm 0,9$	$3,31 \pm 0,8$	$3,24 \pm 0,4$
Tumor	$8,12 \pm 2,5$	$3,24 \pm 0,4$	$3,47 \pm 1,8$
Herz	$2,13 \pm 0,2$	$0,86 \pm 0,2$	$0,49 \pm 0,2$
Leber	$2,15 \pm 0,5$	$1,01 \pm 0,06$	$0,56 \pm 0,05$
Prostata	$1,37 \pm 0,8$	$0,67 \pm 0,1$	$0,35 \pm 0,1$
Lunge	$3,63 \pm 1,02$	$1,32 \pm 0,4$	$0,69 \pm 0,1$
Niere	$2,07 \pm 0,3$	$0,78 \pm 0,2$	$0,41 \pm 0,03$
Milz	$2,15 \pm 0,3$	$0,75 \pm 0,1$	$0,41 \pm 0,1$
Magen	$1,01 \pm 0,2$	$0,34 \pm 0,1$	$0,16 \pm 0,02$
Muskel	$0,42 \pm 0,3$	$0,24 \pm 0,06$	$0,09 \pm 0,02$
Femur	$1,11 \pm 1,1$	$0,44 \pm 0,12$	$0,27 \pm 0,1$
Tumor/Blut	$1,01$	$0,98$	$1,98$

Auf die Szintigraphie mit markierten MAK gegen PAP wurde bewußt verzichtet, gibt es doch bereits klinische Erfahrungen [2, 13]. Allerdings konnten diese Autoren nur Knochenmetastasen zur Darstellung bringen. Eine Weichteilmarkierung gelang nicht. Da BPH-Gewebe eine um 2 Größenordnungen geringere PSA-Exprimierung verursacht als das Prostatakarzinom, mußte zunächst geprüft werden, ob und in welchem Umfang bei Verwendung von benignem Prostatagewebe eine Darstellung mit markierten PSA-Antikörpern möglich ist. Adenomgewebe stand dank vieler Op-Präparate unbegrenzt zur Verfügung, im Gegensatz zu den schwierig zu züchtenden PC-Tumoren.

Nachdem die Immunszintigraphie der menschlichen Prostatahyperplasie auf der Nacktmaus möglich ist, können sich jetzt Untersuchungen mit Karzinomgewebe anschließen. Das Nacktmaustumormodell hat sich seit Jahren für die experimentellen Untersuchungen mit radioaktiv markierten monoklonalen Antikörpern bewährt [1, 7, 29]. Auch unsere Untersuchungen bestätigten die Praktikabilität dieses Tumormodells. Es gelang erstmalig, Prostataweichteilgewebe immunologisch mittels [131]Jod-markiertem MAK gegen PSA darzustellen. Die Probleme der Bildgebung durch die Immunszintigraphie können am besten anhand eines Schemas (Abb. 4) erläutert werden: Der markierte MAK verteilt sich zunächst nach i. v.-Gabe im gesamten Organismus und war im Serum nachweisbar. Erreicht werden sollte aber eine möglichst große Anreicherung im Tumor. Kreuzreaktionen mit Normalgewebe, aber auch die Anzahl der Antigene im Tumor selbst entscheiden u. a. die biokinetische Verteilung [30]. Da das PSA nur im Prostatagewebe vorkommt, könnten Reaktionen in anderen Gewebearten nur unspezifisch sein. Prostatakarzinomgewebe führt zur stärksten PSA-Exprimierung, so daß hier auch die optimalen Bedingungen für eine Antikörperfixierung anzunehmen sind.

Ein weiteres Problem war jedoch, daß das PSA primär intrazellulär liegt. Bisher konnten die Bindungsstellen i. v.-injizierter MAK im transplantierten Tumor

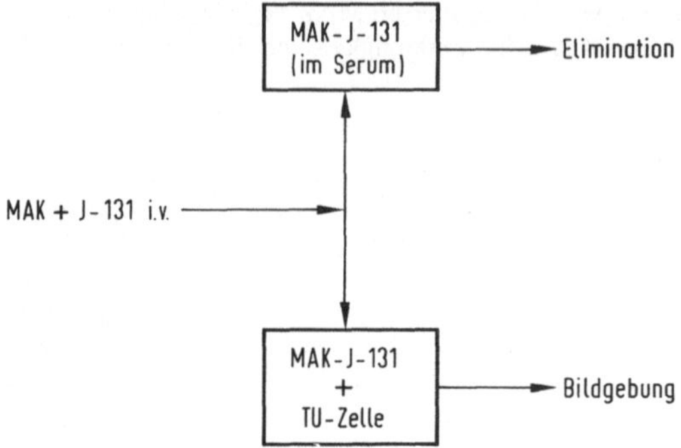

Abb. 4. Schema der Immunszintigraphie. Nach i. v.-Injektion wird eine maximale Anreicherung des markierten MAK im Tumorgewebe angestrebt, um eine gute Bildqualität zu erreichen

nicht lokalisiert werden. Der verwendete AK war komplett und hatte ein Molekulargewicht von >100000 Dalton. Die szintigraphischen Aufnahmen dokumentieren, daß mit diesem MAK der Tumor ausreichend auf der Maus dargestellt werden konnte. Ein reiner Durchblutungseffekt als Ursache der Bildgebung kommt nicht in Frage. Der Tumorblutquotient war annähernd 2, was für einen echten Speichereffekt spricht [26]. Es ist allerdings möglich, daß mit dem MAK nur der Teil des PSA im Transplantat erreicht wird, der vorher von den Zellen exprimiert wurde. Autoradiographische Untersuchungen des Tumorgewebes, wie sie an der Prostata zur Darstellung von Androgenrezeptoren verwendet wurden [17] könnten helfen, die Lokalisation des PSA zum Zeitpunkt der Immunszintigraphie zu klären. Die Immunperoxidasetechnik am Paraffinschnitt war für diese Fragestellung nicht geeignet [26]. Deshalb sind autoradiographische Untersuchungen eingeleitet worden.

Aus Abb. 4 ist ersichtlich, daß das Verhältnis zwischen Elimination des Markers aus dem Serum zugunsten der Anreicherung im Tumor verschoben sein sollte, um die Bildgebung zu optimieren [23]. Ist die MAK-Konzentration im Serum selbst sehr hoch, so ist eine Kontrastgebung im Tumor nicht möglich. Selbst bei Verwendung eines markierten kompletten AKs, war bereits nach 24 h über 50% der Gesamtaktivität eliminiert, das wirkte sich auf die Bildgebung durchaus positiv aus. Natürlich hat die Malignomgröße einen Einfluß auf die Antikörperaufnahme. Pedlej et al. [22] fanden bei Untersuchungen an nu-nu-Mäusen mit einem transplantierten Kolonkarzinom strenge Korrelationen zwischen Tumorgewicht und Aktivität nach i. v.-Gabe eines markierten Anti-CEA.

Obwohl die Bildqualität unserer Untersuchungen zufriedenstellend war, kann ein Tumor-Blut-Quotient von 2 für die klinische Praxis nicht befriedigen. Anzustreben ist ein Verhältnis >10. Das scheint zumindest tierexperimentell erreichbar, unterscheidet sich doch die PSA-Konzentration zwischen BPH- und PC-tragenden Tieren bereits um zwei Größenordnungen.

Literatur

1. Andrew SM, Pimm V, Perkins AC, Baldwin RW (1986) Comparative imaging and biodistribution studies with an anti-CEA monoclonal antibody and its F(ab)2 and Fab fragments in mice with colon carcinoma xenografts. Eur J Nucl Med 12:168–175

2. Babaian RJ, Murray JL, Lamki LM, Haynie ThP, Hersh EM, Rosenblum MG, Glenn HJ et al. (1987) Radioimmunological imaging of metastatic prostatic cancer with 111 indium-labeled monoclonal antibody pay 276. J Urol 137:439–443
3. Baldwin RW, Pimm WV, Embleton MJ, Armitage NM, Farrands PA, Hardcastle JD, Perkins A (1984) Monoclonal antibody 791T/36 for tumor detection and therapy for metastases. In: Stacey B (ed) Cancer invasion and metastasis: Biologic and therapeutic aspects. Raven Press, New York, pp 437–455
4. Beatty JD, Philben VJ, Beatty BG, Williams LE, Paxton RJ, Shively JE, Duda RB et al. (1987) Imaging of colon carcinoma with 111-indium-labeled anti-CEA monoclonal antibodies (IN-DACEA) prior to surgery. J Surg Oncol 36:98–104
5. Biersack HJ, Bockisch A, Oehr P, Knoblich A, Hartlapp J, Blitz H, Jaeger N et al. (1986) Clinical results of immunoscintigraphy in a variety of malignant tumors with special reference to immunohistochemiestry. Nuklearmedizin 25:167–171
6. Britton KE, Granowska M (1987) Radioimmunoscintigraphy in tumour identification. Cancer Surveys 6
7. Colcher D, Esteban J, Mornex F (1986) Use of monoclonal antibodies as radiopharmaceuticals for the localization of human carcinoma xenografts in athymic mice. Methods in Enzymology 121:802
8. Epenetos AA, Britton KE, Mather S, Shepherd J, Granowska M, Taylor-Papadimitriou J, Nimmon CC et al. (1982) Targeting of iodine-123-labelled tumour-associated monoclonal antibodies to ovarian, breast, and gastrointestinal tumours. Lancet 999–1004
9. Epenetos AA, Snook D, Hooker G, Begent R, Durbin H, Oliver RTD, Bodmer WF, Lavender JP (1985) Indium-111 labelled monoclonal antibody to placental alkaline phosphatase in the detection of neoplasms of testis, ovary, and cervix. Lancet 350–353
10. Fraker PJG, Speck CJ (1978) Protein and cellmembrane ionisation with a sparingly soluble chloramide, 1,3,4,6-Tetrachloro3,3,6-A-Diphenylgencoluride. Biophys Res Comc 80:849–857
11. Gasparini M, Ripamonti M, Seregni E, Regalia E, Buraggi GL (1988) Tumor imaging of colorectal carcinoma with an anti-CEA monoclonal antibody. Int J Cancer 2:81–84
12. Giovanella BC, Stehlin JS, Shepard RC, Williams LJ (1983) Correlation between response to chemotherapy of human tumors in patients and in nude mice. Cancer 52:1146–1152
13. Goldenberg DM, DeLand FH, Bennett SJ (1983) Radioimmunodetection of prostatic cancer. JAMA 250
14. Goldenberg DM, Kim EE, Bennett SJ, Nelson MO, DeLand FH (1983) Carcinoembryonic antigen radioimmunodetection in the evaluation of colorectal cancer and in the detection of occult neoplasms. Gastroenterology 84:524–532
15. Goldenberg DM (1984) Clinical studies of prostatic cancer imaging with radiolabeled antibodies against prostatic acid phosphatase. Urol Clin North Am 11:277
16. Halpern SE, Dillman RO (1986) Radioimmunodetection with monoclonal antibodies against prostatic acid phosphatase. Nucl Med Clin Oncol 7:164–170
17. Hulka BS, Beckmann WC, Checkoway H, DiFerdinando G, Hammond JE, Fried FA, Mickey DD et al. (1987) Androgen receptors detected by autoradiography in prostatic carcinoma and benign prostatic hyperplastic tissue. Prostate 10:223–233
18. Koehler G, Milstein C (1975) Continous cultures of fused cells secreting antibody of predefined specificity. Nature 256:495
19. Larson SM, Brown JP, Wright PW, Carrasquillo JA, Hellstroem I, Hellstroem KE (1983) Imaging of melanoma with i-131-labeled monoclonal antibodies (Investigative nuclear medicine). J Nucl Med Clin Sci 24:123–129
20. Mödder G, Allhoff E (1987) Die Bedeutung der Tumormarker für die Urologie. Urologe (B) 27:8–13
21. Pateisky N, Philipp K, Sevelda P, Skodler WD, Enzelsberger H (1987) Radioimmunoszintigraphy using monoclonal antibodies before second-look surgery in patients suffering from ovarian cancer. Gynecol Obstet Invest 24:212–216
22. Pedley RB, Boden J, Keep PA, Harwood PJ, Green AJ, Rogers GT (1987) Relationship between tumour size and uptake of radiolabelled anti-CEA in a colon tumour xenograft. Eur J Nucl Med 13:197–202

23. Scheidbauer K, Landthaler M, Denecke H, Stefani FH, Schuhmacher U, Leinsinger G, Eiermann W, Lissner J (1987) Radioimmunszintigraphie mit monoklonalen Antikörpern. Digitale Bilddiagn 7:134−140
24. Schlag P, Hoelting Th, Steinbaecher M, Kretzschmar U, Georgie P (1987) Zur derzeitigen Rolle der Immunoszintigraphie für die operative Rezidivtherapie colorectaler Carcinome. Chirurg 58:594−596
25. Senekowitsch R (1987) Experimentelle Untersuchungen zur Diagnostik und Therapie von Tumoren mit radioaktiv markierten monoklonalen Antikörpern. Habilitationsschrift, Technische Universität München
26. Shevchuk MM (1987) Immunopathology of tissue markers in prostate cancer. World J Urol 5:89−91
27. Steenbeck L, Markwardt J (1985) Möglichkeiten des Einsatzes von monoklonalen Antikörpern gegen CEA in der szintigraphischen Tumordiagnostik. Arch Geschwulstforsch 55:207−214
28. Vihko P, Heiddilae J, Kontturi M, Wahlberg L, Vihko R (1984) Radioimaging of the prostate and metastases of prostatic carcinoma with ^{99}TC-labelled prostatic acid phosphatasespecific antibodies and their fab fragments. Ann Clin Res 16:51−52
29. Zalcberg JR (1985) Tumor localization using radiolabeled monoclonal antibodies. Am J Clin Oncol 8:481−489

Transrektale Prostatasonographie:
Visuelle und computergestützte Bildanalyse

H. BERTERMANN und T. LOCH[1]

Die Qualität von transrektalen Ultraschalluntersuchungen der Prostata ist in den letzten Jahren so weit verbessert worden, daß der erfahrene Untersucher heute krankhafte Veränderungen der Prostata mit größerer Sicherheit beurteilen kann. Dabei ist die Kenntnis der zonalen innerprostatischen Topographie, wie sie von McNeal bereits 1969 und in den folgenden Jahren erarbeitet wurde, von großer Bedeutung. Mit den modernen hochauflösenden Schallköpfen (um 7 MHz) ist es möglich, diese zonale Anatomie der Prostata bildlich darzustellen:

Die periphere Zone (PZ) mit ihrer relativ homogenen Struktur von mittlerer Echodichte, die zentrale Zone (CZ) mit den Ductus ejaculatorii und den Ampullen der Ductus deferentes und die Transitionalzone (TZ), in der sich das Prostataadenom entwickelt und die wegen der bindegewebigen („chirurgischen") Kapsel gut von der peripheren Zone abgrenzbar ist (Abb. 1, 2).

Entsteht ein Karzinom innerhalb des glandulären Gewebes, so verändert es durch verdrängendes Wachstum mit zunehmender Größe diese azinäre Gewebestruktur und führt zu einem mehr soliden Erscheinungsbild. Dadurch wird auch die Echogenität verändert: Das Karzinom erscheint echoärmer als das normale Drüsengewebe. Diese Zusammenhänge wurden prinzipiell bereits 1982 von Frentzel-Beyme et al. [8] dargestellt und sind inzwischen von zahlreichen Arbeitsgruppen aufgrund systematischer Korrelationen mit gezielten Biopsien oder radikalen Prostatektomiepräparaten bestätigt worden [4, 6, 7, 9, 11, 17].

Größere Tumoren können dann auch ein inhomogenes Echomuster hervorrufen, wenn z. B. zonale Grenzschichten, präexistente Verkalkungen und/oder Corpora amylacea infiltriert werden. Vereinzelt wurden auch kleinste echodichte Bildpunkte innerhalb eines echoarmen Areals bei kribriformen Tumoren beobachtet, wobei Mikrokalzifikationen das pathohistologische Korrelat hierzu sind – ähnlich dem Mammakarzinom. Grundsätzlich ist eine Veränderung der Echostruktur auch bereits mit 4-MHz-Schallköpfen zu erkennen [3, 7, 8], allerdings kann die veränderte Echogenität von kleineren Tumoren oder deren Abgrenzung von dilatierten Drüsenazini nur mit hochauflösenden (um 7 MHz) Schallköpfen erkannt werden.

In jeder gesunden Prostata lassen sich echoärmere Areale darstellen: Die prostatische Harnröhre mit dem umgebenden Stroma und Anteilen der Detrusorschleife, die Ductus ejaculatorii und die Ampullae ductus deferentes oder Muskelfasern vom M. sphincter externus, die am Apex in die Prostatakapsel einstrahlen können. In typischer Weise führen auch benigne Erkrankungen der Prostata zu ei-

---

[1] Urologische Universitätsklinik, Arnold-Heller-Str. 7, D-2300 Kiel

G. Staehler und P. G. Fabricius (Hrsg.)
Das Prostatakarzinom. Diagnostik und Therapie
© Springer-Verlag Berlin Heidelberg 1990

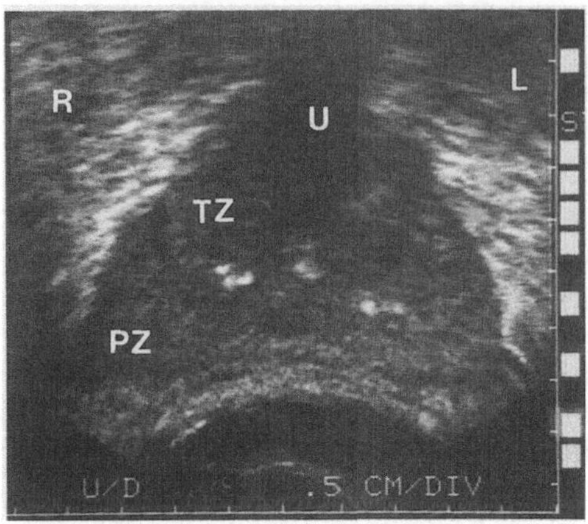

Abb. 1. Transversalschnitt: Die periphere Zone der Prostata (*PZ*) ist gut von der Transitionalzone (*TZ*) durch die chirurgische Kapsel abgrenzbar. Im linken Lappen und in der *TZ* kleine Verkalkungen (echodichte Herde). Ventral die blasenhalsnahe prostatische Harnröhre (*U*), sehr echoarm. Links und rechts lateral in die Prostatakapsel einstrahlende Gefäße

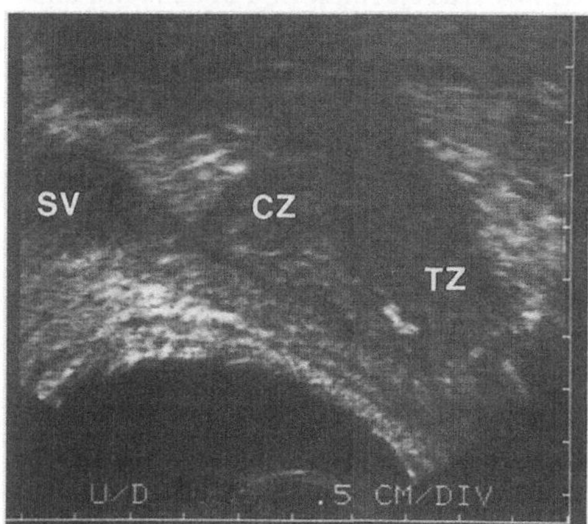

Abb. 2. Schräger Longitudinalschnitt: Zwischen der schmalen peripheren Zone und der etwas verbreiterten Transitionalzone (*TZ*) zieht vom Colliculus – etwa in Höhe der Verkalkung – der Ductus ejaculatorius zur Samenblase (*SV*). Zwischen Ductus und T-Zone liegt die etwas echoärmere zentrale Zone (*CZ*). Der Apex der Prostata liegt rechts im Bild, der durch in die Kapsel einstrahlende Muskelfasern vom M. sphincter externus und Gefäße unscharf echoarm begrenzt ist

ner Verminderung der Echodichte: Ein hyperplastischer Stromaknoten ist allein aufgrund der Echogenität von einem Karzinom nicht zu differenzieren; auch die fokale akute Prostatitis führt zu einer Echoarmut, oftmals umgeben von echodichteren Strukturen, wenn eine chronisch rezidivierende Entzündung bereits zu Verkalkungen und Narbengewebe geführt hat [1, 2]. Die Treffsicherheit in der Beurteilung ist weiterhin – trotz der erheblichen gerätetechnischen Fortschritte und der Kenntnis der zonalen Anatomie und der typischen Veränderungen der innerprostatischen Topographie durch Erkrankungen – sehr stark abhängig von der Bildqualität des Ultraschallgerätes, der Untersuchungstechnik und der Erfahrung des Untersuchers.

Zur Objektivierung klinisch relevanter Diagnosen bietet die ultraschallgezielte Biopsie einen entscheidenden Fortschritt [10]. Bei Verwendung halbautomatischer Biopsiehilfen (Biopty® oder BIP®) können sehr dünne Stanznadeln (bis zu 0,8 mm Außendurchmesser) verwendet werden. Dadurch ist für die Biopsie der transrektale Zugang zur Routine geworden: Komplikationslos (bei antibiotischer Kurzzeit-

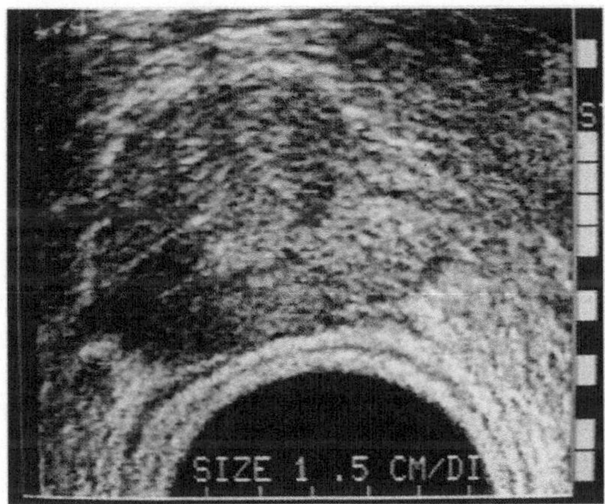

Abb. 3. Prostatakarzinom im rechten Lappen: Dieser Transversalschnitt mit einem 7-MHz-Rotationsschallkopf (systematische präoperative Untersuchung) zeigt eine suspekte Echoarmut im rechten Lappen mit fraglicher Kapselüberschreitung nach lateral. Auch die T-Zone links ist echoärmer als die normale periphere Zone

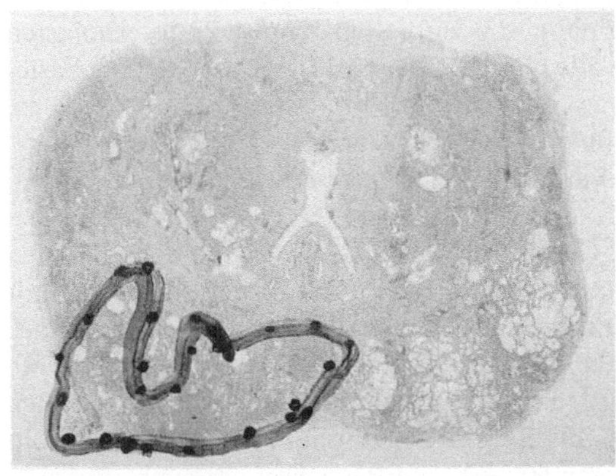

Abb. 4. Großflächenschnitt in exakter Korrelation zu dem Ultraschall-Querschnitt von Abb. 3: Die definitive Ausdehnung des Tumors wurde vom Pathologen markiert, rechts lateral ist die Kapsel vom Tumor bereits perforiert (pT3)

prophylaxe), schnell (da ohne Anästhesie), sicher (da unter transrektaler Ultraschallsichtkontrolle) und mit nur geringer Belästigung des Patienten [4, 6, 9, 12, 17]. Zudem ist eine exakte Korrelation zwischen auffälligem Ultraschallbefund und zugehöriger Histologie (oder Zytologie) möglich. Bei diesem Vorgehen erzielen erfahrene Untersucher eine hohe Karzinomtrefferquote, die zwischen 30% und 50% liegt [4, 6, 9, 12, 17]. Die Wahrscheinlichkeit der Diagnose „Karzinom" (richtig-positiv) ist direkt abhängig von der Größe des suspekten Tast- oder Ultraschallbefundes [4]. Verglichen mit dem rektalen Palpationsbefund ist die Rate der „richtig-positiven" Ultraschallbefunde fast doppelt so hoch [6, 12, 17], womit die Forderung begründet wird, die transrektale Prostatasonographie in die Früherkennungsuntersuchungen mitaufzunehmen. Andererseits ist die Rate der „falsch-positiven" Ultraschallbefunde noch immer sehr hoch: Bei kleinen (<7 mm) echoarmen Arealen in der peripheren Zone der Prostata wird nur bei jeder fünften Biopsie ein Karzinom als Ursache nachgewiesen [4].

Die natürlichen Grenzen bei der Beurteilung von Ultraschalluntersuchungen sind einerseits natürlich biologisch bedingt – ein Tumor muß erst zu einer makroskopisch erkennbaren Veränderung der Gewebestruktur führen –, zum anderen kann das Auge des Untersuchers lediglich 20–30 Graustufen visuell zwischen Schwarz und Weiß unterscheiden. Zudem beeinträchtigen physikalische und technische Artefakte die Beurteilbarkeit, indem sie eine Echoarmut vortäuschen können, die nicht biologisch bedingt ist.

Da nur ein Teil der Informationen des aus dem Gewebe zurückkehrenden Ultraschallsignals zur bildlichen Darstellung in Graustufen genutzt werden kann, wurde schon seit Jahren versucht, mit Hilfe von elektronischer Datenverarbeitung mehr Informationen zur Gewebetypisierung zu erhalten [13, 16]. 1987 trafen wir mit GDP Technologies, Golden (CO)/USA, zusammen, die einen ultraschnellen Rechner zur Ultraschallbildanalyse entwickelt hatten. Es wurden Videobandaufzeichnungen (U-matic) von transrektalen Prostatasonographien mit dem 7-MHz-Endoschallkopf (Rotationsschallkopf 1850, Brüel & Kjaer, Dänemark) digitalisiert und mit diesem Rechner analysiert. Hierzu wurden Ultraschallstandbilder von histologisch nachgewiesenem Karzinomgewebe auf ihre Signaleigenschaften hin untersucht und mit normalem Prostatagewebe verglichen [14]. Dabei wurden zunächst fünf sog. Deskriptoren definiert, die statistisch repräsentativ erhobenen Merkmalen entsprechen, die jedoch alle nicht auf der Graustufendarstellung basieren [5, 15].

Zur Verbesserung der Korrelation zwischen der transrektalen Ultraschallmorphologie und der Histopathologie wurde 1989 eine prospektive Studie begonnen. Gemeinsam mit J. S. Cochran, M. D., und P. F. Fulgham, M. D., Presbyterian Hospital, Dallas (TX)/USA, und mit T. Gettys, M. S., von GDP Technologies, Golden (CO)/USA, wurden direkt präoperativ vor radikaler Prostatavesikulektomie mit Hilfe eines Stativs transrektale Transversal-Ultraschall-Schnittbilder in 2-mm-Schritten vom Apex bis zur Basis der Prostata hergestellt. Das operativ entfernte Prostata-Samenblasen-Präparat wurde in gleicher Schnittebene in 0,5 mm dünnen Großflächenschnitten aufgearbeitet und die vom Karzinom befallenen Areale vom Pathologen gekennzeichnet. Von diesen 60–80 Großflächenschnitten pro Prostata konnten schließlich – durch Verwendung von internen Markierungspunkten wie Colliculus, kleineren Verkalkungen oder zystisch dilatierten Drüsenschläuchen – 8–12 Querschnitte pro Prostata exakt mit den Ultraschallschnittbildern korreliert werden.

Die statistische Analyse umfaßt derzeit mehr als 400000 Einzelwerte von mehr als 30 Großflächenschnitten. Das Image-Analyse-System (IAS) benötigt etwa 6–8 Sekunden, um das Fenster über der „region of interest" mit insgesamt 16×16 Boxen „abzufahren". Diese objektive Bildanalyse wird dann verglichen mit der für die Gewebecharakterisierung entwickelten Software, für die zur Zeit 6 Deskriptoren definiert sind. Der Untersucher kann nun das IAS mit einem relativ breiten oder sehr engen Bereich analysieren lassen: Das bedeutet praktisch, daß man den Rechner einmal mit einer sehr hohen Spezifität oder mit einer sehr hohen Sensitivität das Ultraschallbild durchsuchen lassen kann. Zur optischen Darstellung dieser rechnerisch ermittelten zusätzlichen Informationen werden die tumorverdächtigen Areale (Boxen) farbig markiert (Abb. 5).

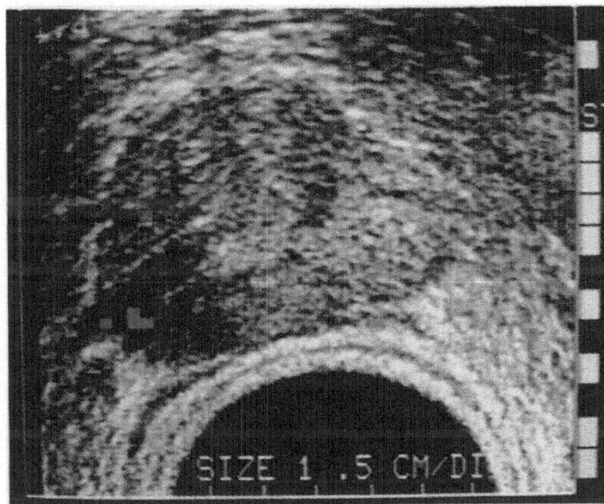

Abb. 5. C-Bild-Sonogramm: Das Image-Analyse-System (IAS) hat die Boxen rot markiert, die mit größter Wahrscheinlichkeit (restriktivster Einstellung) Tumorgewebe entsprechen. Kapselperforation dargestellt. Farbige Markierung ist unabhängig vom Grad der Echoarmut

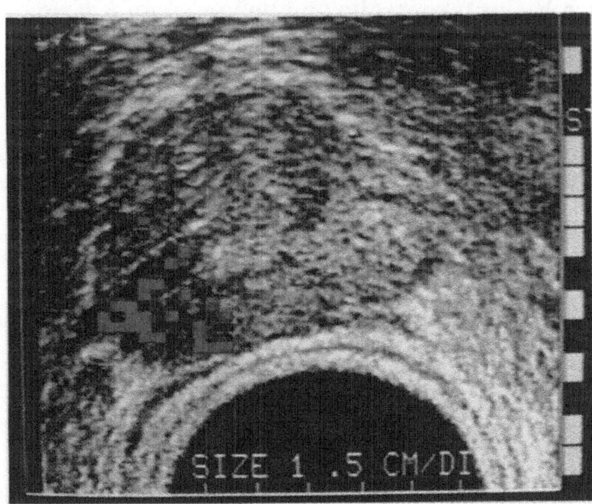

Abb. 6. C-Bild-Sonogramm: Das IAS hat mit einer weniger restriktiven Einstellung der Deskriptoren das Ultraschallbild analysiert: klinisch relevante Deskriptor-Kombination, z. B. für optimierte Treffsicherheit der Biopsie

Bei der restriktivsten Einstellung, d. h. hohe Spezifität, markierte das Image-Analyse-System 90% aller makroskopisch sichtbaren (>2 mm) Karzinome (richtig-positiv). 10% der Karzinomherde wurden nicht erkannt (falsch-negativ), die Rate der fälschlicherweise als Tumor markierten Herde lag jedoch nur bei 5%. Suchte der Rechner mit einer weniger restriktiven Einstellung (Abb. 6), d. h. mit einer hohen Sensitivität, so wurden alle makroskopisch sichtbaren Tumoren farbig markiert. Allerdings stieg dabei die Rate der falsch-positiven Befunde auf 12%. Diese hervorragenden Ergebnisse wurden bei Analyse der peripheren Zone der Prostata erzielt, in der 70% – 80% der Karzinome entstehen. Diese Bildanalyse kann bei klinischem Einsatz während der dynamischen Endosonographie eingesetzt werden, da die Analyse des Standbilds lediglich 6 – 10 Sekunden dauert. Nach einer solchen Multi-Deskriptor-Analyse kann man dann einen der Deskriptoren für die weitere dynamische Untersuchung auswählen, so daß sogar eine farbig markierte Realtime-Analyse möglich ist – z. B. um die Ausdehnung eines Tumors in der dynamischen Untersuchung abzuschätzen oder das tumorverdächtige Areal für eine gezielte Biopsie zu erkennen.

Das hier vorgestellte Image-Analyse-System ist somit in der Lage, typische Gewebestrukturen zu erkennen, zu quantifizieren und damit wiederholbar zu dokumentieren. Mit Hilfe der Deskriptoren werden im digitalisierten Ultraschallsignal enthaltene Informationen erfaßt, die in der herkömmlichen Graustufendarstellung nicht berücksichtigt werden können und visuell nicht quantifizierbar sind. Mit dem IAS werden typische Deskriptor-Konfigurationen farbig markiert; bei der farbigen Darstellung handelt es sich also nicht um eine Falschfarbendarstellung, sondern um eine optische Markierung von objektiver Mehrinformation.

Die klinische Bedeutung dieser C-Bild-Sonographie, wie wir die computergestützte Ultraschallbildanalyse nennen, ist offensichtlich: Nach Abschluß dieser Phase-1-Studie, in der wir 100 korrelierende Querschnittanalysen auswerten wollen, wird in einer prospektiven klinischen Studie die Effizienz dieses IAS überprüft werden. Wir erwarten eine Steigerung der Sensitivität und Spezifität bei der Früherkennung, der Stadieneinteilung und der gezielten Biopsie. Weiterhin wird zu untersuchen sein, wieweit das IAS in der Verlaufskontrolle von behandelten Karzinomen klinisch relevante Informationen liefern kann.

Aufgrund probatorischer erster Untersuchungen an Phantomen und mit anderen Ultraschallgeräten, also in anderen Frequenz- und Fokusbereichen, wissen wir, daß dieses Image-Analyse-System nicht nur mit dem von uns verwendeten Ultraschallsystem funktioniert. Wahrscheinlich ist eine gerätetypische Anpassung der Software erforderlich und mit geringem Aufwand möglich.

Erste Untersuchungen an Ultraschallbildern von Tumoren anderer Organe (Rektum, Niere, Hoden) haben gezeigt, daß diese Art der Image-Analyse auch bei anderen Tumorlokalisationen wertvolle Mehrinformationen liefern kann. Es bedeutet einen überschaubaren Aufwand, für andere Organe ähnliche Untersuchungen durchzuführen und eine entsprechende Software zu entwickeln. Es ist zu erwarten, daß dem Ultraschallanwender in Kürze entsprechende Image-Analyse-Systeme angeboten werden können, die dann mit einer jeweils optimierten Software – geräte- und organoptimiert – in der täglichen Routine eingesetzt werden können, z. B. durch farbige Markierung der tumorverdächtigsten Areale für die gezielte Biopsie. Die Hardware des IAS-Systems hat bereits jetzt nur noch das Format eines PC; damit sind die Voraussetzungen geschaffen, daß die Möglichkeiten einer solchen C-Bild-Sonographie auch in einer vernünftigen Kosten-Nutzen-Relation angewendet werden können. Zusätzlich zeichnet sich ab, daß damit das Erfordernis weiterer bildgebender Untersuchungen deutlich gesenkt werden könnte.

Literatur

1. Bertermann H (1987) The European experience: use of transrectal ultrasound in the diagnosis and management of prostate cancer. In: Lee F, McLeary RD (eds) The use of transrectal ultrasound in the diagnosis and management of prostate cancer. Liss, New York, pp 177–194
2. Bertermann H (1988) Transrektale Untersuchungstechnik der Prostata. In: Walz P (Hrsg) Ultraschalldiagnostik in der Urologie. VCH-Verlag, Weinheim, S 368–429

3. Bertermann H, Frentzel-Beyme B (1983) Prostatasonographie. B & K-Verlag, Naerum
4. Bertermann H, Wirth B, Penkert A, Hansmann ML (1989) Ultraschallgezielte transrektale Prostatabiopsie: Bei 1-cm Läsionen sicher im Ziel. Urologe (A) 28 [Suppl]: A 29
5. Bertermann H, Loch T, Gouge J (1989) Computergestützte Ultraschallbild-Analyse. TW Urologie Nephrologie 1:24−30
6. Cooner WH, Mosley BR, Rutherford C (1988) Clinical application of transrectal ultrasonography and prostate specific antigen in the search for prostate cancer. J Urol 139:758−761
7. Dähnert WF, Hamper UM, Eggleston JC (1986) Prostatic evaluation by transrectal sonography with histopathologic correlation: the echopenic appearance of early carcinoma. Radiology 158:97−102
8. Frentzel-Beyme B, Weise I, Reyher S, Schwarz J (1983) Zuordnung sonographischer Bilder von Prostata-Erkrankungen zur Histologie. In: Otto RCh, Jann FX (Hrsg) Ultraschalldiagnostik 82. Thieme, Stuttgart, S. 439−442
9. Hodge KK, McNeal JE, Stamey TA (1989) Ultrasound guided transrectal core biopsies of the palpably abnormal prostate. J Urol 142:66−70
10. Holm HH, Gammelgaard J (1981) Ultrasonically guided precise needle placement in the prostate and the seminal vesicles. J Urol 125:385
11. Lee F, McLeary RD, Meadows TR (1985) Transrectal ultrasound in the diagnosis of prostatic cancer: location, echogenicity, histopathology and staging. Prostate 7:117−129
12. Lee F, Littrup PJ, Torp-Pedersen ST (1988) Prostate cancer: comparison of transrectal ultrasound and digital rectal examination for screening. Radiology 178:389−394
13. Loch EG, Gaca A, Wessels G (1977) Ultraschalldiagnosen der Prostata mit Datengeräten zur Erkennung von Tumorerkrankungen. Urologe (A) 16:356−359
14. Loch T, Gouge J (1987) Colour encoding of real time transrectal ultrasound images. II. International Symposium: Transrectal ultrasound in the Diagnosis and Management of Prostate Cancer, Detroit (Abstracts)
15. Loch T, Gouge J, Bertermann H (1987) Rechnergestützte Realtime-Farbsonographie zur objektiven Bildanalyse. Ultraschall Klin Prax 2:242−244
16. Nauth P, Loch EG, Gaca A, von Selen W (1984) Forderungen zur Standardisierung von Ultraschalluntersuchungen und Aspekte der rechnergestützten Bildauswertung. In: Bertermann H, Frentzel-Beyme B (Hrsg) Prostatasonographie. B & K Verlag, Naerum
17. Radge H, Aldape H, Bagley CM (1988) Ultrasound-guides prostate biopsy. Urology 32:503−506

Das Staging von Prostatakarzinomen mit NMR und CT

M. Beer[1], H. Schmidt[2] und M. Wiesel[1]

Einleitung

Das Prostatakarzinom ist der häufigste Tumor im urologischen Fachbereich. Die Therapieplanung hängt entscheidend von der Beurteilung der Tumorausdehnung ab, wobei bei Vorliegen von Lymphknotenmetastasen und eindeutig organüberschreitendem Wachstum die einzige potentiell kurative Therapie die radikale Prostatektomie ausscheiden muß. Durch klinische Untersuchungen alleine können Prostatakarzinome nur in ca. 50% richtig diagnostiziert werden, wobei in 42% ein Understaging und in 10% ein Overstaging vorliegt [11]. Da die klinische Beurteilung des Tumorstadiums somit unzureichend ist, werden in zunehmender Häufigkeit moderne bildgebende Verfahren zur präoperativen Stadieneinteilung herangezogen. Neben der Sonographie und der Computertomographie, denen derzeit die wichtigste Rolle zuzuordnen ist, wird in jüngster Zeit der Einsatz der NMR-Tomographie bei Prostatakarzinomen empfohlen [1, 6].

Die NMR-Tomographie wurde bereits kurz nach ihrer Einführung als ein zur Darstellung des kleinen Beckens besonders geeignetes Untersuchungsverfahren angesehen [2, 3, 5, 17]. Als wesentlicher Vorteil des Verfahrens wurde von allen Untersuchern die Möglichkeit einer multiplanaren Schnittführung bei hohem Weichteilkontrast und Fehlen von Artefakten durch Knochen- und Darmgasüberlagerungen angeführt. Durch die Variation der Anregungsmodalitäten wird die simultane Abgrenzung von Weichteilgewebe und fließendem Blut möglich, was insbesondere für die bisher äußerst unzulängliche Beurteilung von Lymphknotenmetastasen im Bereich des kleinen Beckens von Bedeutung sein kann. Erste Berichte über den erfolgreichen Einsatz von NMR Kontrastmitteln zur Steigerung der Treffsicherheit in der Diagnostik des Prostatakarzinoms liegen bereits vor [16]. Das Ziel der vorliegenden Studie war es, den klinischen Stellenwert der NMR-Tomographie für das Staging des Primärtumors und des Lymphknotenstatus prospektiv zu ermitteln.

[1] Chirurgische Universitätsklinik, Abt. Urologie, Im Neuenheimer Feld 110, D-6900 Heidelberg 1
[2] Radiologische Poliklinik der LMU, Klinikum Großhadern, Marchioninistraße 15, D-8000 München 70

G. Staehler und P.G. Fabricius (Hrsg.)
Das Prostatakarzinom. Diagnostik und Therapie
© Springer-Verlag Berlin Heidelberg 1990

Material und Methode

Patientengut und Studiendesign

Nach klinischer Untersuchung und zytologischer Diagnosesicherung wurden 24 Patienten, die zur radikalen Prostatektomie anstanden, vergleichend im NMR-Tomogramm und Computertomogramm untersucht. In allen Fällen lag zusätzlich eine transrektale Sonographie vor. Das Alter der Patienten lag zwischen 52 und 71 Jahren (Durchschnittsalter 63 Jahre). In einer prospektiven Studie wurden Histologie, NMR-tomographischer Befund und CT-Befund mit dem Operationspräparat verglichen. Die Befundung der bildgebenden Verfahren wurde unabhängig von 2 Untersuchern ohne Kenntnis der klinischen Daten sowie ohne Kenntnis der Befundung in den alternativen bildgebenden Verfahren erhoben. Zur Erfassung von Sensitivität, Spezifität und Treffsicherheit für die pelvine Lymphknotendiagnostik wurden insgesamt 58 Patienten mit pelviner Lymphadenektomie in analoger Weise ausgewertet. Neben Tumoren der Prostata wurden auch noch Blasentumoren und pelvine Lymphadenektomien bei Ovarialkarzinomen zur Erfassung der oben aufgeführten Kriterien mit einbezogen.

Für die Klassifikation der CT- und NMR-Befunde lagen die Richtlinien der UICC zugrunde. Das pathologische Tumorstadium wurde durch die histopathologische Aufarbeitung des Op-Präparates festgelegt, wobei die Kriterien des TNM-Systems zur Anwendung kamen. Spezifität, Sensitivität und Treffsicherheit wurden für die für ein kuratives Vorgehen relevante Abgrenzung der Organüberschreitung errechnet.

NMR-Tomographie

Alle Untersuchungen wurden mit einem supraleitenden System „Magnetom" der Fa. Siemens durchgeführt. Bei einer Feldstärke von 1,0 Tesla kamen routinemäßig Multislice Spin-Echosequenzen mit Repetitionszeiten (TR) von 1,6 s und 0,5 s mit jeweils 2 Bildmitteilungen zur Anwendung. Die Echozeiten (TE) betrugen 30 und 90 ms. Die Untersuchungen wurden in transversaler Schnittfolge begonnen und je nach Lage des Tumors durch Aufnahmen in sagittaler und frontaler Schnittführung ergänzt. Bei einer Schichtdicke von 8 mm wurde eine lückenlose Schnittführung durchgeführt.

Computertomographie

Die computertomographischen Untersuchungen wurden mit einem Somatom DR 2 oder Somatom DRH durchgeführt (Fa. Siemens). Alle Untersuchungen erfolgten bei standardisierten Blasenfüllvolumen von ca. 200 ml nach intravenöser bzw. oraler Kontrastmittelgabe mit einer Schichtdicke von 8 mm und lückenloser Schnittführung. Die Schichten wurden kontinuierlich von LWK 4 bis zur Symphysenunterkante gefahren.

Ergebnisse

Lokales Tumorstaging bei Prostatakarzinomen

In Tabelle 1 wird das entsprechend den UICC-Kriterien im Computertomogramm ermittelte Stadium des Prostatakarzinoms dem pathohistologisch nach Prostatektomie ermittelten Ergebnis gegenübergestellt. In 10 von 24 Fällen (41%) wurde die lokale Tumorausdehnung im Computertomogramm richtig „gestagt". In 14 Fällen (59%) ergab sich aus dem Computertomogramm eine falsche Einteilung des Tumorstadiums. Ein Understaging wurde hierbei in 11 von 24 Patienten und ein Overstaging bei 3 von 24 Patienten durchgeführt. Bezogen auf das Tumorstadium pT2 ergibt sich somit eine Sensitivität von 47%, eine Spezifität von 60% und eine Treffsicherheit von 46%.

In Tabelle 2 wird der im NMR-Tomogramm diagnostizierte Befund dem histopathologischen Befund gegenübergestellt. Ein korrektes Staging wurde in 13 von 24 Fällen (52%) ermöglicht. Ein Understaging lag in 10 von 24 Fällen, ein Overstaging in 1 Fall vor. Bezogen auf das Tumorstadium pT2 ergab sich für das NMR-Tomogramm eine Sensitivität von 68%, eine Spezifität von 100% und eine Treffsicherheit von 79%.

Tabelle 1. Präoperatives Staging von Prostatakarzinomen im CT

	T_1	T_2	T_3	T_4
pT_1	–	1	2	–
pT_2	–	8	–	–
pT_3	–	8	2	–
pT_4	–	2	1	–

Im Vergleich des im CT erhobenen Stadiums $T_1 - T_4$ mit dem histopathologisch nach radikaler Prostatektomie definierten $pT_1 - pT_4$

Tabelle 2. Präoperatives Staging von Prostatakarzinomen im NMR (n = 24)

	T_1	T_2	T_3	T_4
pT_1	2	1	–	–
pT_2	4	4	–	–
pT_3	1	4	5	–
pT_4	–	–	1	2

Im Vergleich des im NMR erhobenen klinischen Stadiums $T_1 - T_4$ mit dem nach radikaler Prostatektomie histologisch ermittelten histopathologischen Stadium $pT_1 - pT_4$

Tabelle 3. Diagnostische Wertigkeit von CT und NMR für das Lymphknotenstaging im kleinen Becken (n = 58)

	NMR	CT
Sensitivität	26%	22%
Spezifität	97%	97%
Treffsicherheit	74%	72%

Lymphknotenstaging

Ohne Differenzierung des Lymphknotenstatus N1 und N2 wurden an 58 pelvin lymphadenektomierten Patienten Sensitivität, Spezifität und Treffsicherheit des Computertomogramms mit dem NMR-Tomogramm verglichen. Ein NMR-tomographisch bzw. computertomographisch darstellbarer Lymphknoten wurde ausschließlich nach der Größe beurteilt, wobei eine Größe über 1,2 bzw. 1,5 cm als pathologisch angesehen wurde. Abgesehen von einem Patienten, bei dem eine obturatorische Lymphknotenmetastase mit einem Durchmesser von 1,2 cm im NMR besser von den umliegenden Gefäßen abgrenzbar war, deckten sich die Befundungen der pelvinen Lymphknotendiagnostik im Computertomogramm und im NMR-Tomogramm in allen Fällen. Die pelvine Lymphknotendiagnostik anhand einer Größenbestimmung war in dem mituntersuchten Krankengut charakterisiert durch eine hohe Spezifität und durch eine unzureichende Sensitivität (NMR 26%, CT 22%). Die diagnostische Treffsicherheit lag im NMR bei 74% und im Computertomogramm bei 72% (Tabelle 3).

Diskussion

Die klinische Beurteilung des Tumorstadiums ist trotz ihrer großen Bedeutung für die Therapieplanung durch klinische Untersuchungen nur unzulänglich möglich. Der Ruf nach aussagekräftigen bildgebenden Verfahren zur Verbesserung des klinischen Tumorstagings ist daher verständlich. Jegliches bildgebendes Verfahren ist allerdings limitiert durch die Eigenarten der Bildgewinnung und Auswertung. Als wesentlicher, bereits mehrfach beschriebener Vorteil der NMR-Tomographie wird die Möglichkeit zur multiplanaren Schnittführung und der Verbesserung der Gewebedifferenzierung angeführt [3, 6–11]. Die Zuverlässigkeit der Gewebedifferenzierung hängt im NMR entscheidend von der verwendeten Feldstärke, den Aufnahmekriterien und der Bewegungs- bzw. Chemical-Shift-Artefaktbildung ab. So konnte durch Erhöhung der Feldstärke von 0,35 auf 1,0 Tesla eine Verbesserung der Abgrenzung von 33% auf 86% erzielt werden. Dieser Unterschied ist auf das bessere Signal-Rausch-Verhältnis bei 1,0 Tesla zurückzuführen, mit der sich Partialvolumeneffekte reduzieren lassen, so daß durch Verringerung der Schichtdicke bei gleicher Bildqualität eine Steigerung der klinisch relevanten lokalen Auflösung erreicht werden kann. Als wesentlicher Nachteil erwies sich, daß leider auch im NMR-Tomogramm kein tumorspezifisches Echomuster für Prostatakarzinome nachgewiesen werden konnte. Durch Bestimmung der T1- und T2-Zeiten gab es je-

weils fließende Übergänge zwischen Normalbefunden, Karzinomen, entzündungs-
bedingten Veränderungen und adenomtypischen NMR-Mustern. Die Differential-
diagnose zwischen Karzinom und Entzündung kann daher nicht aufgrund der Bestimmung des Echoverhaltens im NMR-Tomogramm, sondern nur in Kenntnis einer zytologischen bzw. histologischen Tumorsicherung und Tumorlokalisation erfolgen. Soweit bekannt ist, daß ein an einer bestimmten Stelle lokalisierter Prozeß
histologisch bzw. zytologisch als Tumor identifiziert wurde, ist dessen Ausbreitung
und Abgrenzung zu dem umliegenden Gewebe im NMR gut möglich. Neben einer
Verbesserung der Bildgebung durch Optimierung der Aufnahmemodalitäten wurden seit den ersten Erfahrungen, die im deutschen Sprachraum vor etwa 5 Jahren
gewonnen wurden [2], auch zunehmend Erfahrungen in der Befundinterpretation
erzielt. Hierdurch ist die in der vorliegenden Studie bestätigte geringgradige Überlegenheit der NMR-Tomographie gegenüber der Computertomographie für eine
Beurteilung des lokalen Tumorstadiums zu erklären.

Für die Beurteilung der Operabilität eines Prostatakarzinoms wird allgemein
der Kapseldurchbruch als limitierendes Kriterium angesehen. Berücksichtigt man
die geringgradige Ausdehnung der Kapsel, die normalerweise selbst unter Einbe-
ziehung des periprostatischen Venenplexus, eine im NMR-Tomogramm gut dar-
stellbaren Grenzlinie, nur wenige Millimeter umfaßt, so wird leicht verständlich,
daß bei Schichtdicken von 8 mm in den Einzelschnittbildern diese millimeterge-
naue Abgrenzung nicht immer möglich ist. In vereinzelten Fällen kann jedoch wie
in Abb. 1 oder in Abb. 2 die Überschreitung der Kapsel insbesondere im Bereich

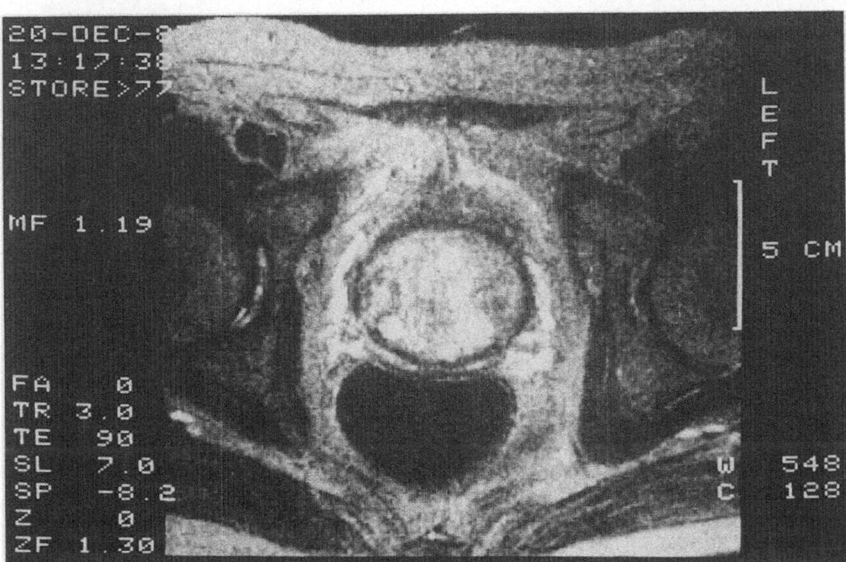

Abb. 1. NMR-tomographische Darstellung (T2-Bild) eines Prostatakarzinoms in transversaler
Schichtführung. Man erkennt auf der rechten Seite die durchbrochenen Kapselstrukturen in Höhe
des Gefäßnervenbündels, die histopathologische Befundung bestätigte an dieser Stelle eine Organüberschreitung

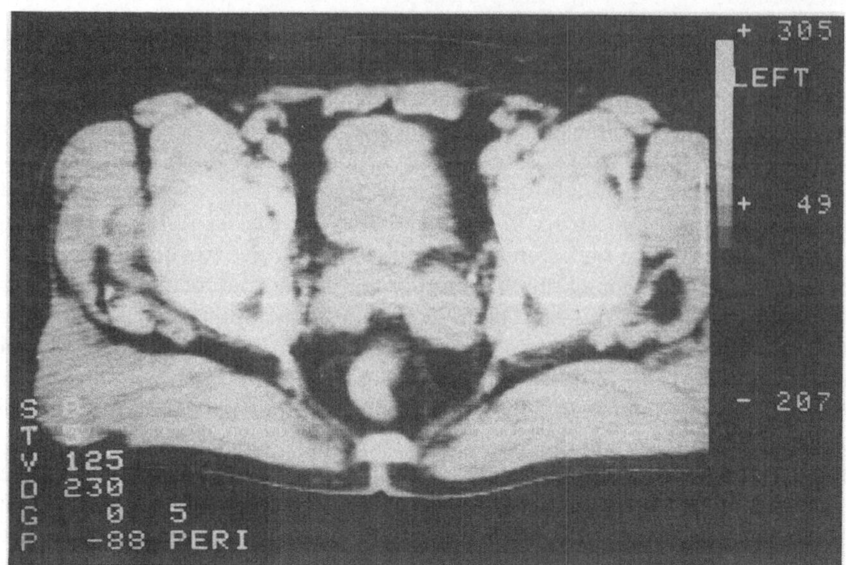

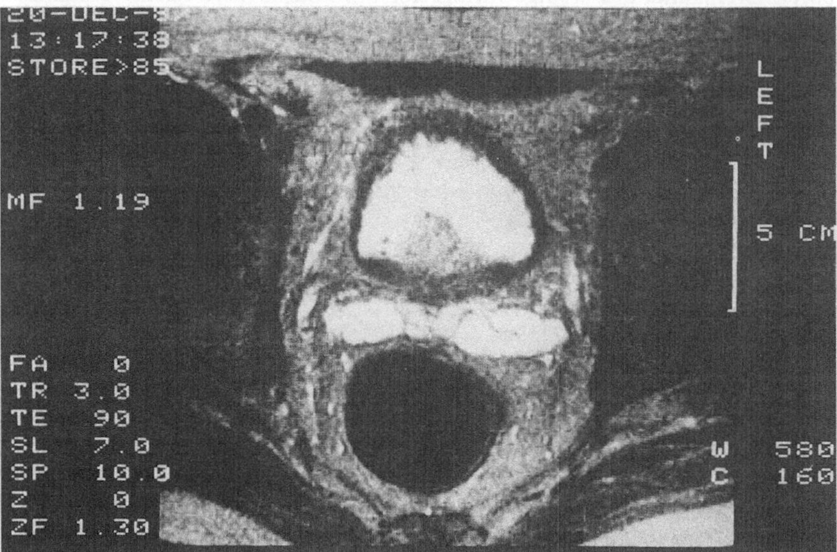

Abb. 2a, b. Axiale NMR-Tomographie (T2-Bild) eines lokalisierten dorsal gelegenen Prostatakarzinoms (**a**) im Vergleich zur axialen Darstellung im Computertomogramm (**b**) Man erkennt aufgrund des unterschiedlichen Echoverhaltens der Kapselstrukturen und deutlichen Abgrenzbarkeit der Samenblasen die Überlegenheit des NMRs in der Beurteilung der Kapselüberschreitung und insbesondere die Beurteilung der Samenblaseninfiltration im Vergleich zum Computertomogramm des Gefäßnervenplexus im NMR-Tomogramm besser erkannt werden. Ebenfalls besser zu erkennen ist die Infiltration der Samenblasen, da sich Samenblasen durch Variation der Anregungssequenzen im NMR-Tomogramm deutlich anders darstellen lassen als innerprostatisches Gewebe (Abb. 2). Problematisch bleibt sowohl im NMR-Tomogramm wie auch in den anderen bildgebenden Verfahren die sichere Abgrenzung des Schließmuskels, was insbesondere in der Therapieplanung für die Abschätzung des Inkontinenzrisikos von entscheidender Bedeutung ist.

Die Problematik der Gewebedifferenzierung zwischen Tumor- und Normalgewebe ist bei Karzinomen der Prostata durch oftmals vorausgegangene Entzündungen und der im Regelfall vorliegenden Artefaktbildung nach Feinnadel- bzw. Stanzbiopsie zusätzlich verschärft. Eine sichere Identifikation tumorösen Gewebes bei Karzinomen der Prostata ist derzeit weder im NMR noch im Sonogramm oder im Computertomogramm möglich. Erste vielversprechende Erfahrungen mit intravenös verabreichten NMR-Kontrastmitteln wie Gadolinium, (GD-DTPA), geben zu berechtigten Hoffnungen Anlaß, eine Steigerung der Spezifität und Sensitivität in Zukunft erzielen zu können [16] (Abb. 3).

Für die Stadieneinteilung der Prostatakarzinome erwies sich die NMR-Tomographie der Computertomographie geringgradig überlegen. Intraglanduläres Wachstum konnte jedoch übereinstimmend mit allen bildgebenden Verfahren nicht sicher dargestellt werden [9, 12, 14]. Das NMR-Tomogramm ist dem Computertomogramm bezüglich Sensitivität und Treffsicherheit jedoch gering überlegen. Von Bedeutung ist hierbei, daß in Abhängigkeit von den Meßprotokollen Sensitivitätsunterschiede von 35% – 75% bei anderen Untersuchungen beobachtet wurden [4, 10, 13].

Angesichts des hohen Stellenwerts der transrektalen Sonographie für die Abgrenzung des lokal begrenzten Prostatakarzinoms ist ein Vergleich der NMR-Tomographie mit dem transrektalen Ultraschall notwendig. Er konnte jedoch aus methodischen Gründen in der vorliegenden Studie nicht erfolgen, da als wesentliches Studienkriterium eine untersucherunabhängige Befundinterpretation gefordert war. Dem Sonographeur steht jedoch die Möglichkeit zur Rektalisierung offen. Er verfügt daher über zusätzliche klinische Informationen, die naturgemäß zu einer Steigerung der Treffsicherheit führen. Die Beurteilung der Infiltration der Samenblasen scheint im NMR-Tomogramm und Sonogramm vergleichbar gut möglich zu sein [15]. Eine Abgrenzung des Tumors nach distal zum Schließmuskel ist aufgrund der engen räumlichen Beziehung in beiden Verfahren unzureichend. Sie lagen in unserem Patientengut bei 3 Patienten vor und waren weder im NMR noch im Sonogramm richtig erkennbar.

Das therapeutische Vorgehen bei Prostatakarzinomen wird neben der lokalen Tumorausdehnung entscheidend von dem regionären pelvinen Lymphknotenstatus beeinflußt. Lymphknotenbefall liegt beim pathologisch-anatomischen Tumorstadium T1–T2 bei Prostatakarzinomen in 7% – 50% und im Stadium T3 in 40% – 80% vor. In der Literatur liegen die Angaben zur Treffsicherheit des Computertomogramms für den Nachweis von Lymphknotenmetastasen zwischen 42% und 92%. Für die Spezifität und Sensitivität werden Werte von 62% – 100% bzw. 0% – 100% angegeben [3, 10, 18]. Unsere Ergebnisse zeigen keinerlei relevante Unterschiede in der Beurteilung pelviner Lymphknoten zwischen CT- und NMR-

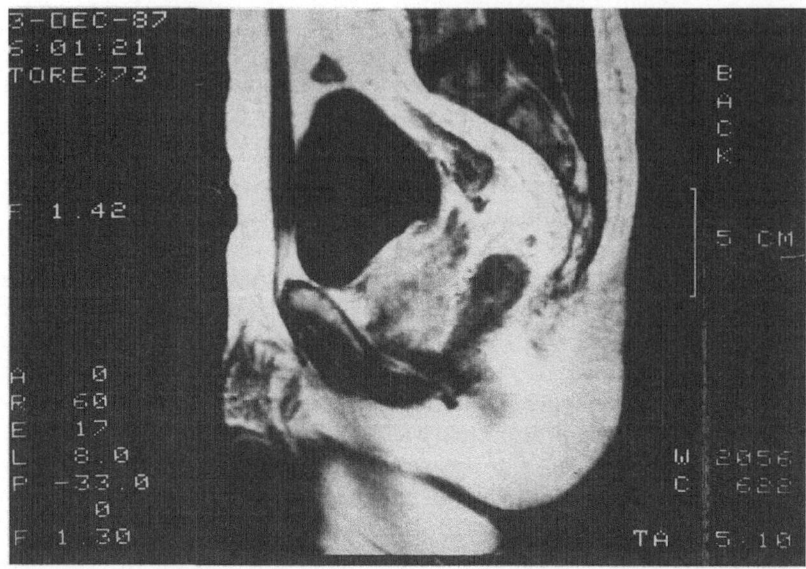

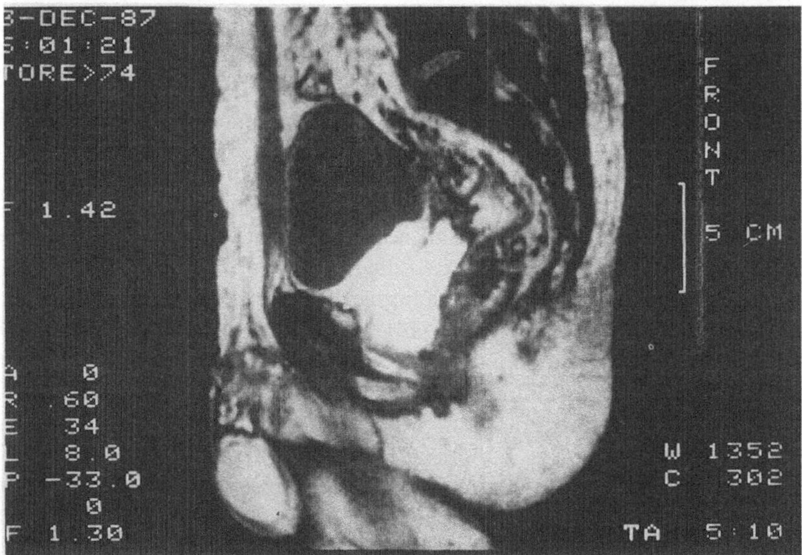

Abb. 3a, b. NMR-tomographische Bildgebung bei Prostatakarzinomen nach intravenöser Gabe von Gadolinium DPTA als NMR-Kontrastmittel. **a** Es zeigt sich bei identischen Aufnahmeparametern in einem T_1-gewichteten Bild bei einem kapselüberschreitenden diffus durchsetzenden Prostatakarzinom eine unklare Abgrenzung zu den umgebenden Strukturen. **b** Nach intravenöser Kontrastmittelgabe wird bei den gleichen Anregungssequenzen die Abgrenzung der Prostata in den umliegenden Organen verbessert

Tomogramm. Auch Hricak et al. fanden eine dem CT entsprechende Sensitivität und Treffsicherheit im NMR [10]. Als Bewertungsmaßstab wird übereinstimmend in allen Arbeiten eine Größenangabe angegeben. Lymphknoten mit einer Größe von über 1,5 cm werden als tumorverdächtig angesehen. Kleinere Metastasen normal großer Lymphknoten können in beiden bildgebenden Verfahren nicht erfaßt werden. In Übereinstimmung mit anderen Autoren zeigen unsere Ergebnisse, daß mit Hilfe des CT und NMR-Tomogramms eine exakte Beurteilung der pelvinen Lymphknoten nicht sicher möglich ist. Selbst durch Kombination beider Verfahren konnte keine Verbesserung der Treffsicherheit gegenüber den Einzeluntersuchungen erzielt werden. Berücksichtigt man eine durch Tauschke et al. [18] beschriebene Rate von 2 von 10 falsch-positiven Befunden bei vergrößerten Lymphknoten, so wird unterstrichen, daß selbst das Kriterium der Größe eines Lymphknotens nicht gleichbedeutend mit einer malignen Veränderung ist. Für die exakte Erfassung des N-Stadiums ist daher eine Probelaparatomie mit pelviner Lymphadenektomie weiterhin unumgänglich. Aus den klinischen Ergebnissen eines Lymphknotenstagings mit bildgebenden Verfahren kann keine Therapiekonsequenz gezogen werden.

Bei synoptischer Wertung der Literaturangaben und unserer Untersuchungsbefunde kann der potentielle klinische Stellenwert der bildgebenden Verfahren für die Therapieplanung bei Prostatakarzinomen nur vorsichtig gewertet werden. Sicherlich ist jegliche Hoffnung, durch alleinige Bildgebung ein Prostatakarzinom im Frühstadium sicher zu erkennen, zumindest derzeit noch verfrüht. Angesichts der unspezifischen Tumorcharakterisierung im NMR-Tomogramm, Computertomogramm und wohl auch Sonogramm sind grundsätzliche Zweifel anzumelden, ob ein Screening von Karzinomen allein aufgrund der Bildgebung jemals gelingen wird.

Die eingeschränkte Bedeutung der pelvinen Lymphknotendiagnostik in bildgebenden Verfahren ist bereits ausführlich diskutiert. Hier schneiden sowohl CT wie auch NMR-Tomogramm ungünstig ab, so daß bei therapeutischer Konsequenz eine pelvine Lymphadenektomie weiterhin unumgänglich ist.

Als Indikationsgebiet für NMR-Untersuchungen bei Prostatakarzinomen verbleibt die Beurteilung der Kapselüberschreitung zur Abschätzung der lokalen Operabilität. Hier ist das NMR-Tomogramm dem Computertomogramm eindeutig überlegen. Aus methodischen Gründen konnte in der vorliegenden Studie kein Vergleich mit dem Sonogramm erfolgen. Betrachtet man die diagnostischen Treffsicherheiten, die etwa bei 60% liegen, so ist jedoch auch im günstigsten Falle keine verläßliche Aussage für die Beurteilung der Operabilität in bildgebenden Verfahren möglich.

Aus der Sicht des Klinikers kann nicht eindeutig beantwortet werden, inwieweit der Einsatz der bildgebenden Verfahren aus forensischen Aspekten bei der Beurteilung der Operabilität gefordert werden muß. Derzeit ist jedoch durch bildgebende Verfahren keine wesentliche Verbesserung des Tumorstagings gegenüber einer rektal-digitalen Untersuchung zu erzielen, soweit man von seltenen, nicht palpablen Tumoren im ventralen Anteil der Prostata absieht, die erst durch Veränderungen des Echomusters entweder im Sonogramm oder im NMR-Tomogramm als Zufallsbefund entdeckt und dann histologisch gesichert werden können.

Für die Beurteilung der Relevanz der Zukunftsentwicklung müssen für die Diagnostik des Prostatakarzinoms zwei wesentliche Fragen geklärt werden. Zum einen ist zu prüfen, ob die lokale Auflösung und damit die Beurteilung der Kapselinfiltration verbessert werden kann. Hierfür verspricht der Einsatz von Oberflächenspulen im NMR eine deutliche Verbesserung, die dann eine eindeutige Überlegenheit des NMRs im Vergleich zum Computertomogramm und dem rektalen Sonogramm ermöglichen würde. Die zweite weitaus wichtigere Frage ist die eindeutige Identifizierbarkeit eines Karzinoms in der Bildgebung. Hierzu sind erste Ansätze mit digitaler Bildauswertung im Sonogramm wohl bereits möglich. NMR-tomographisch konnte nachgewiesen werden, daß durch Einsatz geeigneter Kontrastmittel eine bessere Gewebedifferenzierung durchführbar ist. Ob allerdings durch alleinige paramagnetische Substanzen ein karzinomtypisches Echomuster definiert werden kann, bleibt abzuwarten. Aus heutiger Sicht verspricht der klinische Einsatz von Kontrastmitteln, die an karzinomspezifischen Antikörpern gekoppelt sind, die größten Zukunftsaussichten.

Literatur

1. Amandola MA, Glazer GM, Grossmann HB, Aisen AM, Francis TR (1986) Staging of Bladder Carcinoma: MRI-CT-surgical correlation. AJR 146:1179–1183
2. Beer M, Rath M, Baierl P, Seiderer M (1984) Klinische Bedeutung der Kernspin-Tomographie in der Urologie. Erste Erfahrungen. Fortschr Med 102/36:891–894
3. Beer M, Rath M, Staehler G, Baierl P, Schmiedt E (1985) NMR-Tomographie bei Blasen- und Prostataerkrankungen. Erste klinische Erfahrungen. Akt Urol 16:235–238
4. Biondetti PR, Lee JKT, Ling D, Catalona WJ (1987) Clinical stage B prostate carcinoma: staging with MR imaging. Radiology 162:325–329
5. Bryan PJ, Butler HE, LiPuma JP (1983) NMR scanning of the pelvis: initial experience with a 0,3 T-system. AJR 141:1111–1118
6. Bryan PJ, Butler HE, Nelson AD, LiPuma JP, Kopiwoda S, Resnik MI, Cohen AM, Haaga JR (1986) Magnetic resonance imaging of the prostate. AJR 146:543–548
7. Fisher MR, Hricak H, Crooks LE (1985) Urinary bladder MR imaging, Part I: Normal and benign conditions. Radiology 157:467–470
8. Fisher MR, Hricak H, Tanagho EA (1985) Urinary bladder MR imaging, Part II: Neoplasm. Radiology 157:471–477
9. Hricak H, Williams RD, Spring DB, Moon KL, Hedgcock MW, Watson RA, Crooks LE (1983) Anatomy and pathology of the male pelvis by magnetic resonance imaging. A J R 141:1101–1110
10. Hricak H, Dooms GC, Jeffrey RBJ, Avallone A, Jakobs D, Benton WK, Nrayan P, Tanagho EA (1987) Prostatic carcinoma: staging by clinical assessment, CT, and MR imaging. Radiology 162:331–336
11. Kastendieck H, Bressel M (1980) Vergleichende Analysen der klinischen und morphologischen Klassifikation (Staging) von 165 Prostatacarcinomen und radikaler Prostatektomie. Urologe (A) 19:331–339
12. Ling D, Lee JKT, Heiken JP, Balfe DM, Glazer HS, McClennan BL (1986) Prostatic carcinoma and benign prostatic hyperplasia: inability of MR imaging to distinguish between the two diseases. Radiology 158:103–107
13. Phillips ME, Kressel HY, Spritzer CE, Arger PH, Wein AJ, Marinelle D, Axel L et al. (1987) Prostatic disorders: MR imaging at 1.5 T. Radiology 164:386–394
14. Poon PY, McCallum RW, Henkelman MM, Bronskill MJ, Sutcliffe SB, Jewett MAS, Rider WD, Bruce AW (1985) Magnetic resonance imaging of the prostate. Radiology 154:143–149

15. Salo JO, Kivisaari L, Rannikko S, Lehtonen T (1987) Computerized tomography and transrectal ultrasound in the assessment of local extension of prostatic cancer before radical retropubic prostatectomy. J Urol 137:435–438
16. Schmidt H, Beer M, Hahn D, Nägele M, Lissner J (1986) MR-Imaging of prostatic neoplasma with and without Gd- DTPA as intravenous contrast agent. International Society of Radiology, Chicago. Radiology, Abstractband p 306
17. Schmidt H, Beer M, Block T, Saul C, Werner R, Hahn D (1987) Wertigkeit der Kernspintomographie im Staging von Harnblasentumoren. Digitale Bilddiagnostik 7:241–249
18. Tauschke E, Voges G, Alken P, Schild H (1988) Computertomographie beim Blasenkarzinom – Eine insuffiziente Technik zur Beurteilung fortgeschrittener oder metastasierter Tumoren in 250 Fällen. In: Eisenberger F (Hrsg) Verhandlungsbericht der Deutschen Gesellschaft f. Urologie, 37. Tagung 1987. Springer, Berlin Heidelberg New York Tokyo, S 40–41

Thermochemotherapie des Prostatakarzinoms: Tierexperimentelle Ergebnisse

P. G. FABRICIUS[1]

Die Therapieerfolge beim fortgeschrittenen Prostatakarzinom (PC) können nicht befriedigen [34]. Die Tumorerkrankung ist zwar in über 80% einer palliativen Hormontherapie zugänglich, aber eine Verbesserung der Überlebensrate ist in den letzten 45 Jahren nicht erreicht worden. Sie liegt unverändert nach 5 Jahren bei 56% [2, 35]. Da bekannt ist, daß ein Fortschreiten des Tumorwachstums immer auf hormontaube Zellklone zurückzuführen ist und der Patient am hormonabhängigen Tumor stirbt [41], war es wichtig zu untersuchen, ob eine primäre Androgenablation die „Hormonresistenz" erzeugt (Adaptationsmodell [29]) oder ein primär heterogener Tumor durch die Therapie selektioniert würde (Klonselektionsmodell [22]) (Abb. 1). Eine klinische Konsequenz der Klonselektionstheorie könnte die primäre Kombination von Hormon- und Chemotherapie bei fortgeschrittener Erkrankung sein.

Das Handicap jeder Chemotherapie des Prostatakarzinoms besteht in der schlechten Empfindlichkeit der Tumoren gegenüber allen bekannten Zytostatika. Wahrscheinlich ist die niedrige Proliferationsrate des Prostatakarzinoms, die um 2,9% liegt, bei einer Absterbrate von 2,0%, dafür verantwortlich zu machen [6]. Die klinischen Erfahrungen sprechen für diese Interpretation. Deshalb war zu fragen: Wie kann die Wirksamkeit der Chemotherapie auf das Prostatakarzinom verbessert werden? Verschiedene Möglichkeiten stehen zur Diskussion:

1. Polychemotherapie,
2. Kombination mit einer Bestrahlung,
3. Kombination mit einer Immuntherapie und
4. Thermochemotherapie.

Die therapeutische Wirksamkeit einer Kombination von lokaler Hyperthermie mit zytotoxischen Substanzen hat seit den Mitteilungen von Hahn et al. (1975) zu zahlreichen Untersuchungen angeregt. Aber nur bestimmte Substanzen (Thermosensitizer) können unter einer Hyperthermie von 42,5–43,5 °C ihre zytotoxische Wirkung auf den Tumor verstärken [5, 16, 20, 23]. Eine „Chemoresistenz" bei 37 °C läßt sich unter den Bedingungen einer regionalen Hyperthermie durchbrechen [11]. Ob ein solcher „Enhancement-Effekt" der Hyperthermie für die zytostatische Therapie des Prostatakarzinoms genutzt werden kann, ist bisher unklar.

Untersuchungen über die Wirksamkeit einer Thermochemotherapie beim Prostatakarzinom liegen nicht vor. Um dieses Problem an einem möglichst klinik-

---

[1] Urologische Klinik und Poliklinik der LMU, Klinikum Großhadern, Marchioninistraße 15, D-8000 München 70

G. Staehler und P.G. Fabricius (Hrsg.)
Das Prostatakarzinom. Diagnostik und Therapie
© Springer-Verlag Berlin Heidelberg 1990

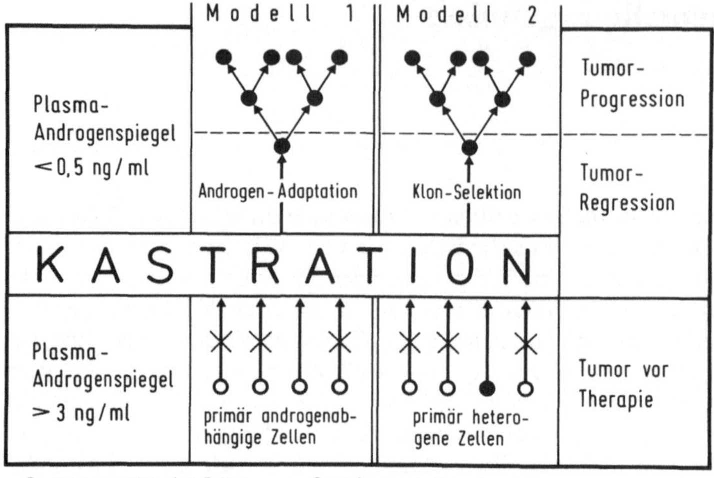

Abb. 1. Schematische Darstellung des Adaptations- und Klonselektionsmodells. Nach Kastration adaptiert sich eine primär androgenabhängige Zellpopulation an das testosteronarme Milieu (*Modell 1*) und wird hormonresistent. Ein primär heterogener Tumor wird durch die Androgenablation selektioniert (*Modell 2*). Sowohl Androgenadaptation als auch Klonselektion führen zum Tumorprogreß. (Mod. nach Isaacs [22])

nahen Modell [44] zu prüfen, wurden Untersuchungen mit der humanen *PC-EW-Nacktmaus-Tumorlinie* durchgeführt.

Material und Methode

Die Arbeitsgruppe der Urologischen Klinik Erlangen stellte uns freundlicherweise den PC-EW-Tumor für unsere Untersuchungen zur Verfügung: Histologisch ein G III-Tumor (Abb. 2), DNS-Gehalt tetraploid mit geringer diploider Sublinie, Zellzykluszeit zwischen 6 und 10 Tagen bei streng androgenabhängigem Wachstum [21]. Der Tumor wurde in der 34. Generation übernommen und zeigte unverändert die Merkmale, wie sie vom menschlichen Ausgangsmaterial bekannt waren (unverminderte PAP- und PSA-Exprimierung). PC-EW-Tumoren, die sich in einer exponentiellen Wachstumsphase befanden und ein Tumorvolumen von mindestens 300 mm^3 erreicht hatten, wurden serienmäßig auf 8 bis 10 Tiere (Balb c nu/nu, Ry, Bomholtgard, Dänemark) weitertransplantiert. Die tumortragende Nacktmaus wurde in Narkose gelegt (Chloralhydrat und/oder Äther); danach Präparation und Zerkleinerung im Petrischälchen (im Eisbad mit steriler NaCl-Lösung) in streichholzkuppengroße Stückchen (5 – 10 mm^3 Volumen). Vital aussehende Tumoranteile (rötliche Farbe, gute Vaskularisation) wurden für die Transplantation vorbereitet, repräsentative Anteile stichprobenartig zur histologischen Aufarbeitung zurückbehalten. Gleichzeitig wurde vom Tumor ein Abstrich gemacht und im bakteriologischen Labor auf Kontamination untersucht. Das neue Wirtstier erhielt

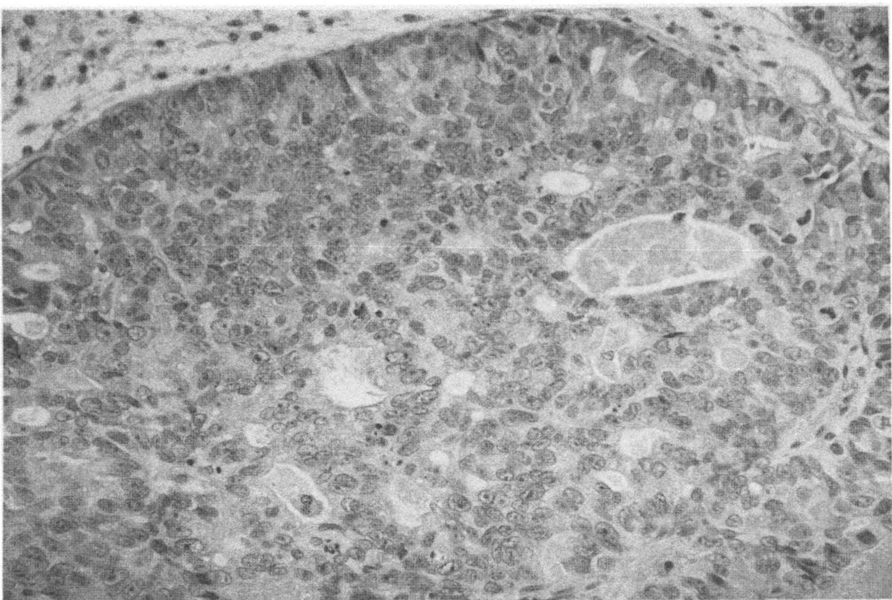

Abb. 2. PC-EW-Tumor (HE-Färbung, 200fache Vergrößerung). Gering differenziertes Adenokarzinom mit erheblicher Zellkernpolymorphie, sehr prominenten Nukleolen und zahlreichen Mitosen. Prostatakarzinom G III

ebenfalls vor Transplantation des PC-EW eine Chloralhydrat-Narkose (und/oder Ätherinhalation). Alle Arbeiten wurden im Laminarflow steril ausgeführt. Bei Versuchsende wurden die Tiere in Narkose durch Entbluten getötet. Die Tumorgröße war ein Maß für Wachstumskontrolle. Die ersten 3–4 Wochen wurde jeden 2. Tag durch Sicht und einmal pro Woche die Tumorgröße durch Palpation ermittelt. War der Tumor deutlich zu tasten und hatte einen Durchmesser von >3 mm, wurde regelmäßig das Tumorvolumen mittels Schublehre gemessen (Ermittlung der drei senkrecht aufeinanderstehenden Durchmesser). Die Volumenberechnung erfolgte nach der Formel für ein Ellipsoid:

$$0{,}5236\,(D_1 \times D_2 \times D_3)\ ;$$

$0{,}5236$ = Konstante, aus $1/6\,\pi$ berechnet, und $D_1 - D_3$ = drei Durchmesser.

Die Hyperthermie wurde mit einem Hochfrequenzgenerator (Fa. Geltinger, Neubiberg) erzeugt. Die Frequenz betrug 920 MHz, die maximale Leistung 20 Watt. Als Hochfrequenzantennen dienten zwei Koaxialkabel (BSD Med. Cor. Mod. MA 250) mit 1/4 Wellenlängentips. Über implantierte Abbocath-Kanülen konnten diese Antennen tangential zum Tumor subkutan plaziert werden (Abb. 3). Die Temperaturmessung erfolgte während der Hyperthermie im Tumorzentrum und am Tumorrand mit dünnen Nadeln (Fa. Yellow Springs Instruments, Probe 524), die sich leicht in den Tumor einstechen ließen (Abb. 4). Steuerung der Messungen von Hand (Temperaturmeßgerät: Fa. Yellow Springs Instruments, Modell

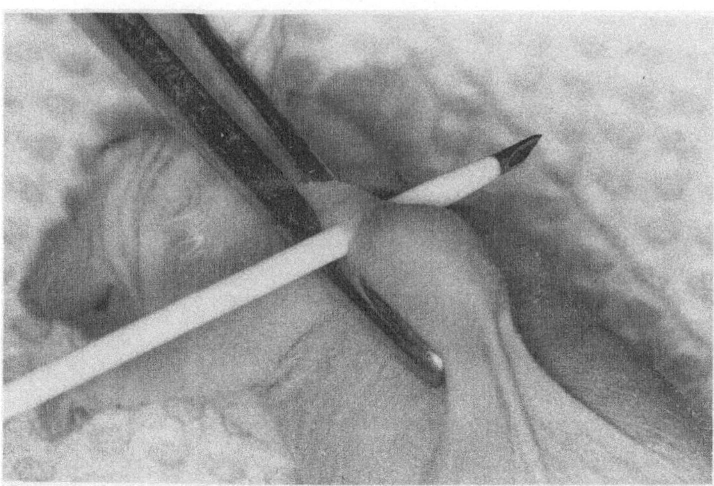

Abb. 3. Tangentiale Untertunnelung eines menschlichen Prostatatumors auf der Nacktmaus mittels einer 14 G Abbocath-Kanüle zur Vorbereitung einer interstitiellen HF-Hyperthermie

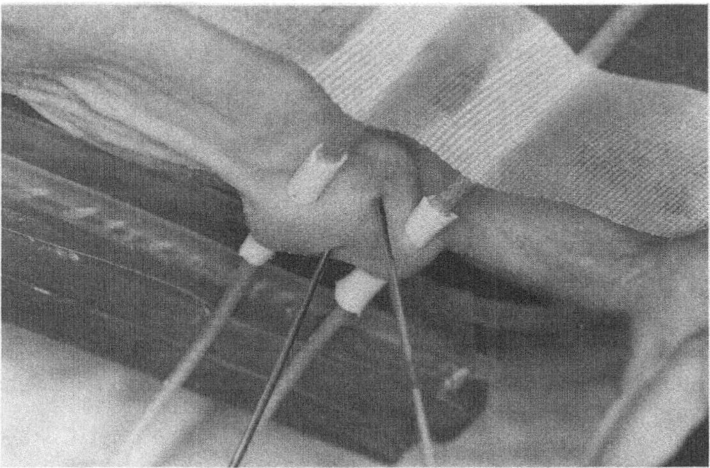

Abb. 4. Situs einer interstitiellen Hyperthermie am Nacktmaustumormodell. Die HF-Antennen sind tangential durch subkutan liegende Abbocath-Kanülen geführt worden. Im Tumor und am Tumorrand wurde eine Einstichtemperatursonde plaziert

41) alle 60 Sekunden. Parallel zur Temperaturmessung im Tumor war es über eine Rektalsonde möglich, die Körpertemperatur zu kontrollieren. Um einen Anstieg der Körpertemperatur während der regionalen Hyperthermie zu vermeiden, lag das Versuchstier auf einer Kühlmatte (20 °C) (Abb. 5). Zur interstitiellen Hyperthermie am subkutan transplantierten Tumor wurde die Nacktmaus in Chloralhydratnarkose auf dieser Kühlmatte gelagert, die aus einer Anzahl dünner Schläuche

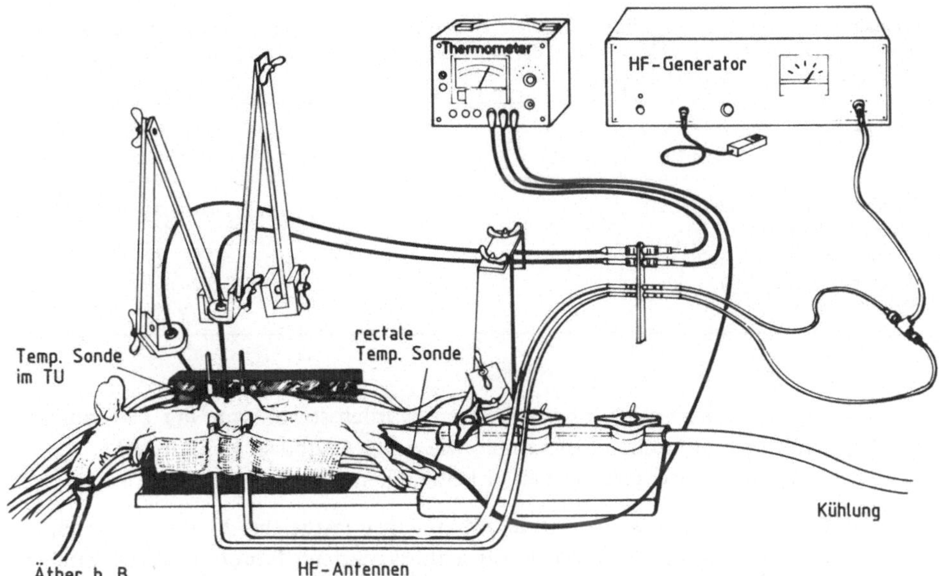

Abb. 5. Schematischer Versuchsaufbau einer interstitiellen Hyperthermie am subkutan transplantierten Tumor des Nacktmausmodells. Der HF-Generator liefert maximal 20 Watt über zwei HF-Antennen. Die Temperatur im Tumor wird elektrisch über Einstichsonden gemessen und die Körpertemperatur rektal kontrolliert. Die Maus liegt in Narkose auf einer Halterung mit einer Kühlmatte (20 °C)

bestand, durch die ständig Wasser mit einer Temperatur von 20 °C floß. Die Hochfrequenzantennen wurden durch die parallel liegenden Abbocath-Führungsröhrchen geschoben (Erwärmung des Tumors von zwei Seiten).

Die Hyperthermie wurde mit einer Anfangsleistung von 15 Watt begonnen. Bereits nach 2–3 min wurde der therapeutisch wirksame Temperaturbereich von 43,5 °C im Temperaturbereich von 43,5 °C im Temperaturzentrum und von 42,5 °C am Tumorrand erreicht. Die Zeit, in der im Tumorgebiet dieses Temperaturniveau gehalten werden kann, war als Äquivalentminute (= Therapiedauer) definiert. Die Temperatur von 42,5 °C fungierte dabei als Schwellenwert. Jede Minute wurden alle Temperaturmeßpunkte kontrolliert. Dabei mußte von Hand die Leistung des Generators dem Temperaturverhalten angepaßt werden.

Durchschnittlich 60–70 Tage nach Transplantation trat der PC-EW-Tumor in eine exponentielle Wachstumsphase ein. Nach weiteren 20–25 Tagen war eine Tumorgröße von 85 ± 5 mm^3 erreicht. Nun wurden die Tiere nach einer Randomisierungsliste verschiedenen Therapiearmen zugeführt:

1. *Hyperthermiegruppe*: Der Tumor wurde am Tag 1 und 5 je 30 min regional über zwei subkutan liegende Hochfrequenzantennen hyperthermiert. Die therapeutische Temperatur im Tumor lag zwischen 42,5° und 43,5 °C.
2. *Chemotherapiegruppe*: Die Tiere erhielten am Tag 1 und 5 jeweils 4-Epirubicin i. p. injiziert, in einer Konzentration von 2 mg/kg Körpergewicht.

Tabelle 1. Kriterien zur Beurteilung eines Therapieeffektes in Anlehnung an die klinische Onkologie. Das Tumorvolumen wird als Anteil der Ausgangsgröße zur Zeit der Randomisierung in Prozent angegeben. (Nach Fiebig [14])

„Klinischer Parameter"	Tumorvolumen (%) zur Ausgangsgröße
Komplette Remissionen (CR)	Kein Tumor meßbar
Partielle Remissionen (PR)	$11-50$
Partielle Regression (PRG)	$51-75$
Tumorstillstand (SD)	$76-124$
Progression (P)	>125

3. *Thermochemotherapiegruppe*: Alle Tiere wurden sowohl am Tag 1 als auch 5 hyperthermiert und chemotherapiert wie unter 1. und 2. beschrieben.
4. *Kontrollgruppe*: Die Tiere erhielten keine Therapie.

Der Beobachtungszeitraum wurde mit 20 Tagen festgelegt. 27 Tiere konnten in diese Studie aufgenommen werden. Einschlußkriterien: Tumor in exponentieller Wachstumsphase, Form kugelig, Volumen 85 mm^3, vitales Aussehen. Ausschlußkriterien: Tumorwachstum flach und zystisch, kleiner als 85 mm^3, Wundinfektion. Entscheidendes Kriterium zur Beurteilung des Tumorverhaltens unter Therapiebedingungen war immer die Histologie. Des weiteren wurde die PSA-Konzentration im Serum der Wirtstiere bestimmt. Das relative Tumorvolumen als Bezugsgröße wurde wie folgt berechnet:

$$\text{Relatives Tumorvolumen (\%)} = \frac{\text{Tumorvol. am Tag n} \times 100}{\text{Tumorvol. am Tag 0}}$$

Das Verhalten des Tumorvolumens zur Einschätzung des Therapieeffektes [14] wurde durch folgende Parameter beurteilt: 1. Komplette Remission, 2. Partielle Remission (PR), 3. Partielle Regression (PRG), 4. Tumorstillstand (SD), 5. Progression (P) (Tabelle 1). Sämtliche Daten wurden in einen Computer eingespeichert. Beim Vergleich von zwei Gruppen mit Normalverteilung wurde der t-Test nach Student angewendet [10]. Die Beurteilung der Unterschiede der relativen Tumorgrößen von Kontroll- und Therapiegruppen wurden mit dem U-Test nach Wilcoxon, Mann und Whitney geprüft [10]. Die mathematische Erfassung der Wachstumsfunktion des PC-EW-Tumors erfolgte nach der Gompertz-Funktion [43].

Ergebnisse

Die Thermochemotherapie wurde entsprechend einer Randomisierungsliste durchgeführt. 27 Tiere mit einem exponentiell wachsenden PC-EW-Tumor konnten in diese Therapiestudie aufgenommen werden. Die Meßergebnisse der Tumorvolumina aller 6 Tiere aus dem Chemotherapiearm sind der Tabelle 2 zu entnehmen. Bei Therapiebeginn nahm die Tumorgröße noch geringfügig zu. Die zweite Injektion von 4-Epirubicin am 6. Tag der Therapie führte bereits zum Wachstumsstillstand

Tabelle 2. Tumorvolumina von 27 Nacktmäusen mit einem PC-EW-Tumor, die im Rahmen einer prospektiv randomisierten Studie unterschiedlich therapiert wurden

Tag nach Randomisierung	Keine Therapie n = 9		Chemotherapie n = 6		Hyperthermie n = 6		Thermochemo- therapie n = 6	
	(mm^3)	(%)	(mm^3)	(%)	(mm^3)	(%)	(mm^3)	(%)
0	84 ± 6	100	79 ± 8	100	81 ± 9	100	83 ± 7	100
2	99 ± 8	118	80 ± 8	102	73 ± 7	91	59 ± 7	72
4	110 ± 11	132	84 ± 5	107	66 ± 14	82	48 ± 11	59
6	126 ± 18	151	82 ± 13	104	59 ± 3	73	41 ± 5	50
8	142 ± 12	170	69 ± 19	88	53 ± 16	66	34 ± 9	42
10	158 ± 7	189	70 ± 3	89	51 ± 13	63	31 ± 5	38
12	171 ± 16	204	71 ± 9	91	49 ± 4	61	27 ± 9	33
14	185 ± 6	221	75 ± 18	96	48 ± 6	60	23 ± 4	28
16	198 ± 4	236	80 ± 8	102	47 ± 9	59	20 ± 7	25
18	253 ± 19	302	88 ± 21	112	46 ± 11	57	16 ± 6	20
20	275 ± 23	328	116 ± 19	148	44 ± 5	55	14 ± 11	17

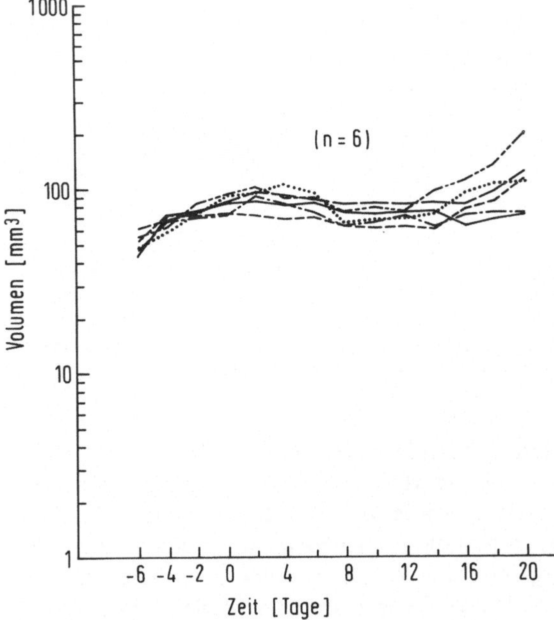

Abb. 6. Wachstumskurven von PC-EW-Tumoren, die im Abstand von 5 Tagen zweimal mit 4-Epirubicin therapiert wurden. Nach anfänglichem Wachstumsstop vergrößerten sich die Tumoren wieder

und zu einer stetigen Verringerung des Tumorvolumens. Diese Phase hielt allerdings nicht lange an. Der Tumor erholte sich und begann am 12. Tag der Behandlung erneut zu wachsen. Am Ende des Beobachtungszeitraums war im Durchschnitt eine Zunahme der Tumorgröße im Vergleich zum Ausgangswert nachweisbar (Abb. 6).

Tabelle 3. PSA-Spiegel von männlichen Nacktmäusen mit BPH- und
PC-EW-Tumoren, die unterschiedlich therapiert wurden

Tumor	Anzahl n	PSA-Konzentration (ng/ml)	Behandlung
BPH	21	$1,6 \pm 0,7$	Keine
	7	$1,71 \pm 0,4$	Hyperthermie
PC-EW	9	$479,1 \pm 175$	Keine
	6	$250,1 \pm 71$	Chemotherapie
	6	$26,5 \pm 14$	Hyperthermie
	6	$2,9 \pm 0,6$	Thermochemotherapie

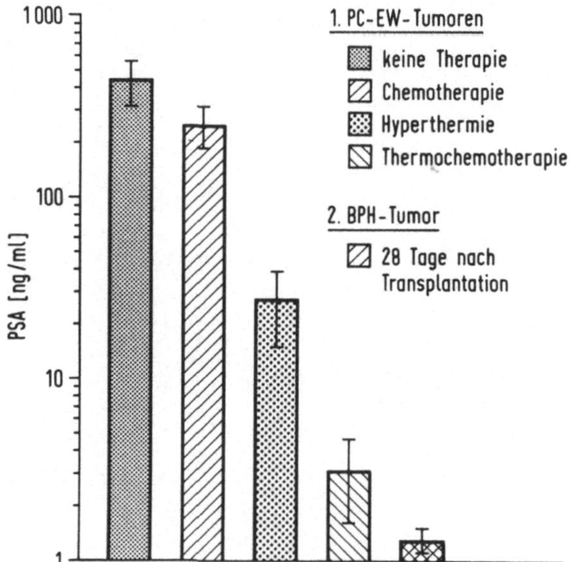

Abb. 7. PSA-Konzentrationen im Serum von männlichen Nacktmäusen, die PC-EW- oder BPH-Tumoren trugen und unterschiedliche Behandlungen erhalten hatten

Die PSA-Werte der Tiere in dieser Therapiegruppe sind in Tabelle 3 dargestellt. Aus methodischen Gründen konnte nur ein Meßwert am Ende der Therapie erfaßt werden. Die PSA-Konzentration lag nur wenig unter der Kontrollgruppe und mit durchschnittlich 250 ng/ml im hoch pathologischen Bereich bei einem angenommenen „Normalwert" unter 10 ng/ml (Abb. 7). Die histologischen Untersuchungen der chemotherapierten PC-EW-Nacktmäuse zeigten im Vergleich zu den Kontrollen nur wenige Veränderungen (Abb. 8). Der Tumor war etwas zellärmer und mit vereinzelten kleinen Nekrosen durchsetzt. Insgesamt war nur ein geringer Therapieeffekt vorhanden. Die immunhistochemische Anfärbung auf PAP und PSA fiel stark positiv aus. Die PC-EW-Tumoren wurden in die Studie der Hyperthermie-Monotherapie nur dann einbezogen, wenn 30 min lang eine Temperatur von $32 \pm 0,5\,°C$ im Tumor durch interstitielle Erwärmung erreicht worden war.

Aus Tabelle 4 ist der komplette Temperaturverlauf einer Stichprobe aller 91 Hyperthermiebehandlungen zu ersehen. Die Ausgangstemperatur im Tumor ent-

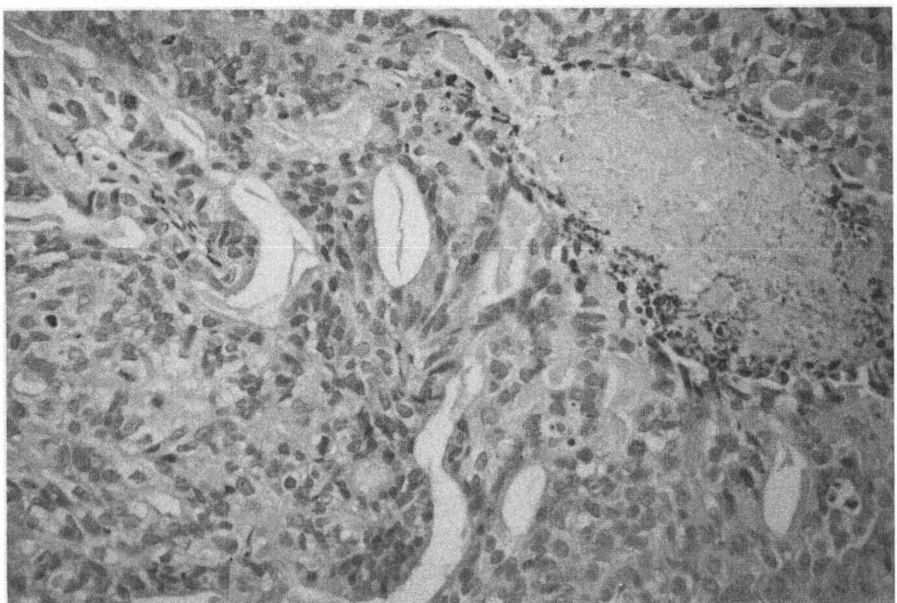

Abb. 8. PC-EW-Tumoren nach Therapie mit 4-Epirubicin. Mehrfach, auch größere Nekroseareale, Zytomorphologie und Mitoserate unverändert (HE-Färbung, 200fach vergrößert)

sprach der der Körperwärme. Alle Nacktmäuse hatten eine rektale Temperatur unterhalb von 34 °C, was mit der Haarlosigkeit zu erklären ist. Die Raumtemperatur war bei allen Behandlungen etwa gleich und lag zwischen 28° und 29 °C. Die Temperatur der Kühlmatte (auf der die Tiere während der Hyperthermiebehandlung gelagert wurden) blieb konstant bei 20 °C. Nachdem die Hochfrequenzantennen plaziert waren, wurden alle Parameter als Ausgangsgrößen festgehalten und mit der Hyperthermie begonnen. Wenige Minuten nach Zufuhr von 15 Watt Energie stieg die Temperatur im Tumorzentrum und am Tumorrand an. Die Temperaturdifferenz zwischen beiden Meßpunkten war bei einem Antennenabstand von maximal 1 cm etwa 0,9 °C. Das Maximum der Erwärmung lag aufgrund der Plazierung zweier parallel liegender Hochfrequenzantennen im Tumorzentrum.

Nachdem auch am Tumorrand der Schwellenwert von 42,5 °C überschritten war, begann die eigentliche Therapiephase. Aus den Vorversuchen am Muskelmodell und den In vivo-Messungen an BPH-Transplantaten war bekannt, daß sich die Temperatur an den Tumorrändern rechts und links identisch verhielt. Somit wurde im Rahmen der Studie routinemäßig nur eine Tumorrandtemperatur kontinuierlich erfaßt und auf der Gegenseite nur stichprobenartige Kontrollmessungen durchgeführt. Die Energie von 15 Watt zu Therapiebeginn konnte bei Überschreiten der Schwellentemperatur im gesamten Tumorbereich auf 10 Watt reduziert werden bzw. wurde manuell bei Bedarf nachgeregelt. Es stellte sich ein steady-state ein. Die Energiezufuhr mußte streng dem Temperaturverhalten im Tumor angepaßt werden, um für den vorgesehenen Therapiezeitraum von 30 min das erforderliche

Tabelle 4. Protokoll der interstitiellen Hyperthermie eines subkutanen Prostatatumors des Nackt-mausmodells. Die manuell geregelte Energiezufuhr (920 MHz, 10–15 Watt) richtete sich nach dem Temperaturverlauf. Nachdem der Schwellenwert von 42,5 °C im Tumor erreicht war, wurde der Therapiebeginn festgelegt. Die Therapiedauer betrug 30 min

Zeit (min)	Leistung (Watt)	Temperatur °C				
		rektal	TU-Zentrum	TU-Rand re	TU-Rand li	
0	0	33,0	32,9	32,8	33	
1	15	33,0	36,2	35,8	35,5	
2			38,7	36,9	36,9	
3			41,9	40,7	40,6	
4			43,1	41,8	41,9	
5			43,5	42,6	42,5	Therapie-beginn
6	10	33,0	43,6	42,6	42,5	
7			43,6	42,6	42,5	
8			43,6	42,7	42,6	
9			43,7	42,7	42,6	
10		32,9	43,5	42,7	42,6	
11	12		43,4	42,6	42,6	
12			43,6	42,5	42,5	
13	10		43,8	42,7	42,7	
14			43,8	42,8	42,7	
15			43,9	42,9	42,6	
16			44,0	43,1	42,8	
17	8		44,1	43,0	42,9	
18			43,7	42,5	42,9	
19			43,5	42,5	42,6	
20	10		43,4	42,5	42,5	
21		32,8	43,4	42,5	42,6	
22			43,5	42,4	42,5	
23	12		43,3	42,3	42,6	
24			43,4	42,5	42,4	
25	11		43,7	42,5	42,5	
26			43,9	42,6	42,5	
27	10		44,0	42,7	42,6	
28			43,7	42,6	42,7	
29			43,5	42,5	42,5	
30			43,5	42,5	42,5	
31			43,5	42,5	42,5	
32		32,7	43,5	42,5	42,3	
33			43,5	42,5	42,5	
34			43,5	42,4	42,2	
35	0	32,7	43,5	42,5	42,5	Therapie-ende
36			40,5	40,1	39,9	
37			36,2	36,0	35,9	
38			35,4	35,1	35,1	
39		32,8	34,8	34,6	34,5	
40		32,8	33,2	33,0	33,0	

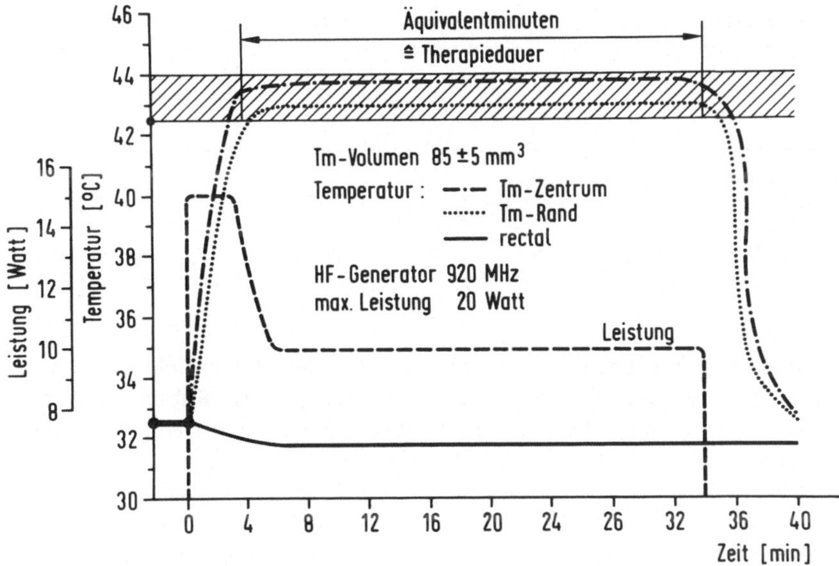

Abb. 9. Temperaturverlauf während der Behandlung eines subkutan liegenden Prostatatumors mit interstitieller Hochfrequenzhyperthermie (Nacktmausmodell). Die niedrige Ausgangstemperatur (rektal und im Tumor) ist durch die besondere Konstitution der nu-nu-Maus zu erklären (Haarlosigkeit). Nach Zufuhr von 15 Watt über zwei HF-Antennen steigt die Temperatur im Tumor rasch an, während die Körpertemperatur etwas absinkt (Kühleffekt der Kühlmatte). Erst wenn im Zielgebiet eine Temperatur von 42,5 °C überschritten ist, beginnt die Therapiezeit. Die HF-Leistung kann dann bis zum Eintreten eines steady-state gesenkt werden. Bei Therapieende kehren die Temperaturen innerhalb weniger Minuten in das Ausgangsniveau zurück

Temperaturniveau im Tumorgewebe zu garantieren (Äquivalentminuten) und eine homogene Temperaturverteilung zu ermöglichen.

Die Temperatur durfte nicht auf 44 °C ansteigen, da sonst mit lokalen Verbrennungen gerechnet werden mußte. In Abb. 9 ist der Zusammenhang von Temperaturverlauf und Energiezufuhr während einer Behandlung aufgezeichnet. Die rektal gemessene Körpertemperatur verhielt sich weitgehend konstant. Durch den Kühleffekt der Matte war während der regionalen Hyperthermie eher eine fallende Temperaturtendenz zu beobachten. Nach Beendigung der Hyperthermie (Abschalten des Hochfrequenzgenerators) normalisierten sich alle Temperaturwerte innerhalb weniger Minuten auf das Ausgangsniveau.

Die Komplikationen nach 91 Behandlungen mit der interstitiellen Hyperthermie am Nacktmaustumormodell zeigt Tabelle 5. Es sind die Anzahl der Behandlungen der Therapiestudie (24 Sitzungen) und die der Vorversuche mit 30 min Hyperthermie aufgeführt. Auch Hitzeanwendungen, die aufgrund regionaler Verbrennungen oder Wundinfektionen nicht in die Endauswertung aufgenommen werden konnten, sind erwähnt. Bei 57 Hyperthermiebehandlungen gab es keine Komplikationen. Die Anzahl der Applikationen ohne unverwünschte Nebeneffekte stieg mit der Erfahrung an diesem Hyperthermiemodell. In 15 Fällen machten lokale Verbrennungen eine Beurteilung der Tumorbiologie unmöglich. In 13 Fällen

Tabelle 5. Komplikationen nach 91 Hyperthermien mit dem Nacktmaustumormodell

Komplikationen	Häufigkeit	
	(n)	(%)
1. Lokale Verbrennungen	15	16,4
2. Wundinfektion	13	14,3
3. Körpertemp. >36 °C	5	5,5
4. Tod während der Hyperthermie	1	1,1

entstanden an den Einstichstellen der Abbocath-Kanülen Wundinfektionen. Auch diese Tiere waren für eine Therapiebeurteilung ungeeignet. Im Rahmen der Thermochemotherapiestudie mußten wegen Komplikationen, die auf eine Hyperthermiebehandlung zurückgeführt wurden, 4 Tiere eliminiert werden.

Während der Vorversuche wurde fünfmal ein Körpertemperaturanstieg unter regionaler Hyperthermie über 36 °C beobachtet. Mit Hilfe der Kühlmatte ließ sich dieser Effekt vermeiden. Nur ein Tier starb während der Hochfrequenzapplikation. Alle anderen Nacktmäuse haben die interstitielle Hyperthermietherapie gut toleriert. Das Tumorwachstum wurde durch die Hyperthermie nicht nur inhibiert, sondern das Tumorvolumen ging zurück (s. Tabelle 2). Die Volumenreduktion war stetig und hielt bis zur Beendigung der Studie am 20. Tag an. In keinem Fall begann ein mit Hyperthermie behandelter Tumor wieder eindeutig zu wachsen (Abb. 10, 11). Die PSA-Konzentrationen der 6 nu-nu-Mäuse, die eine Hyperthermiemonotherapie erhalten hatten, sanken auf Konzentrationen um 26 ng/ml und waren damit niedriger als die der Tiere ohne Therapie (s. Tabelle 3). Werte unter 15 ng/ml wurden in keinem Fall erreicht. Der Unterschied zur Gruppe ohne Behandlung war für $p < 0,01$ signifikant (s. Abb. 7). Die histologischen Untersuchungen der hyperthermierten PC-EW-Tumoren zeigten ausgedehnte Nekrosebezirke und eine Zellverarmung. Daneben bestanden noch genügend vitale Tumorzellnester. Diese Tumorzellen hatten nur wenig von ihrer Malignität eingebüßt und zeigten keine wesentlichen Regressionszeichen (Abb. 12). Entsprechend der Randomisierungsliste wurden 6 Tiere mit der Kombination Hyperthermie und 4-Epirubicin behandelt.

Die Temperaturkontrollen unter Hyperthermie dokumentierten im Tumor die therapeutisch notwendige Erwärmung auf 43° ±0,5 °C. Entsprechend Abb. 9 wurde nach 4 min der Schwellenwert überschritten und 30 Äquivalentminuten behandelt. Tiere, die Chemotherapie und Hyperthermie erhielten, zeigten zunächst keine zusätzlichen Komplikationen die allein auf den Wärmeeffekt zurückzuführen wären. Die Therapiegruppe ist in der Gesamtübersicht von Tabelle 5 enthalten. Dennoch belastete die Thermochemotherapie insgesamt erheblich. 3 Tiere starben bereits am 10. Tag nach Therapiebeginn und konnten nicht in der Behandlungsstudie ausgewertet werden. In der Hyperthermiemonogruppe starb vorzeitig ein Tier, im Chemotherapie- und Kontrollarm keines. So war insgesamt die Dropout-Rate mit 12% nicht hoch. Das Tumorvolumen der Thermochemotherapiegruppe nahm nach Behandlungsbeginn kontinuierlich ab und erreichte am 20. Beobachtungstag durchschnittlich 15% des Ausgangsvolumens. Damit hatte die Kombination von

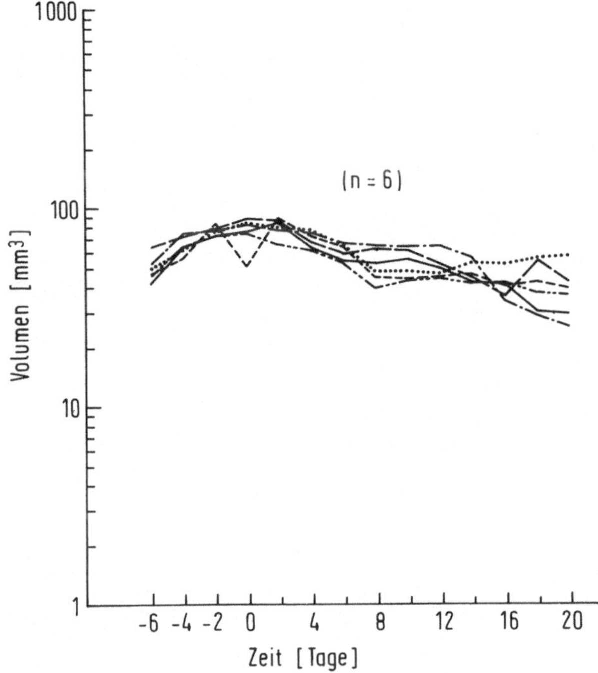

Abb. 10. Wachstumskurven von PC-EW-Tumoren, die nach Randomisierung am Tag 1 und 5 mit alleiniger interstitieller Hyperthermie behandelt wurden. Das Tumorvolumen nimmt ständig ab. Es kommt innerhalb des Beobachtungszeitraums von 20 Tagen zu keinem erneuten Wachstumsschub

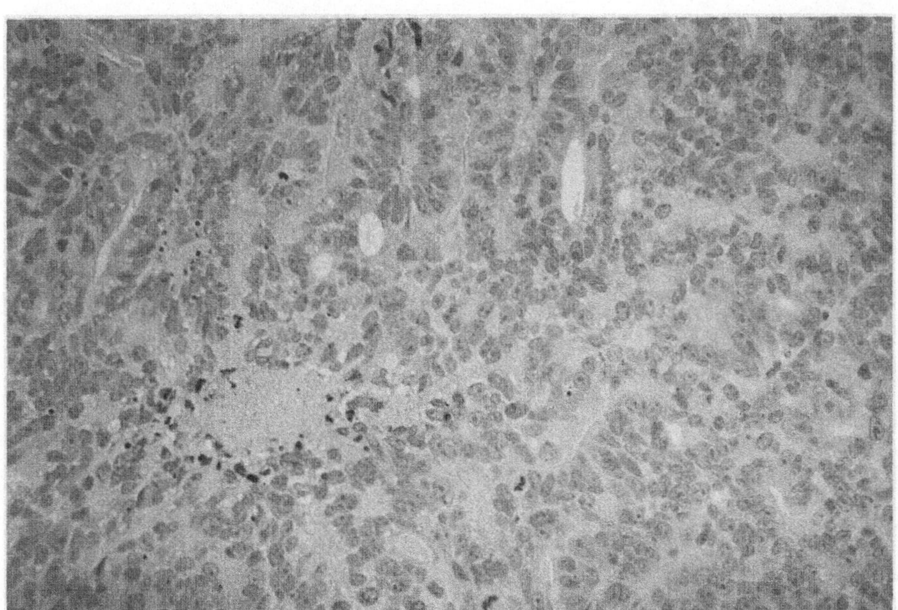

Abb. 11. PC-EW-Tumor nach Hyperthermiemonotherapie. Nekrosenareale vereinzelt, Zytomorphologie und Mitosenrate weitgehend unverändert (HE-Färbung, 200fache Vergrößerung)

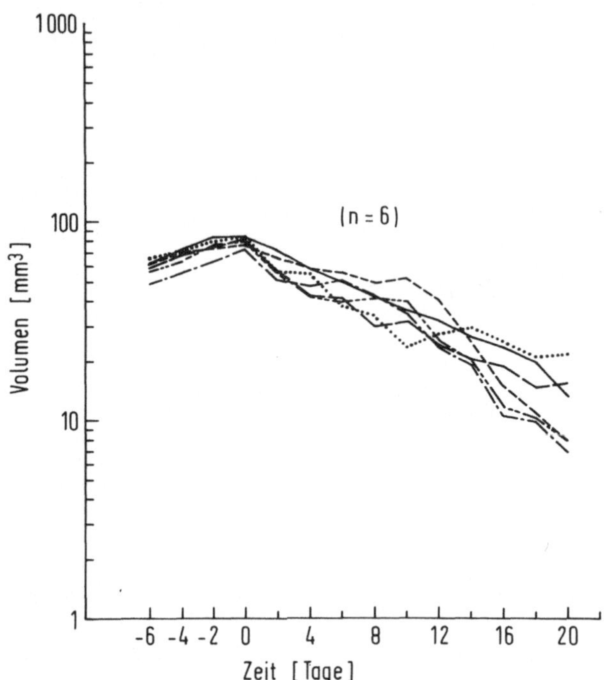

Abb. 12. Wachstumskurven von PC-EW-Tumoren, die mit Thermochemotherapie behandelt wurden. Die Reduktion des Volumens ist so stark, daß teilweise der Tumor kaum mehr gemessen werden konnte

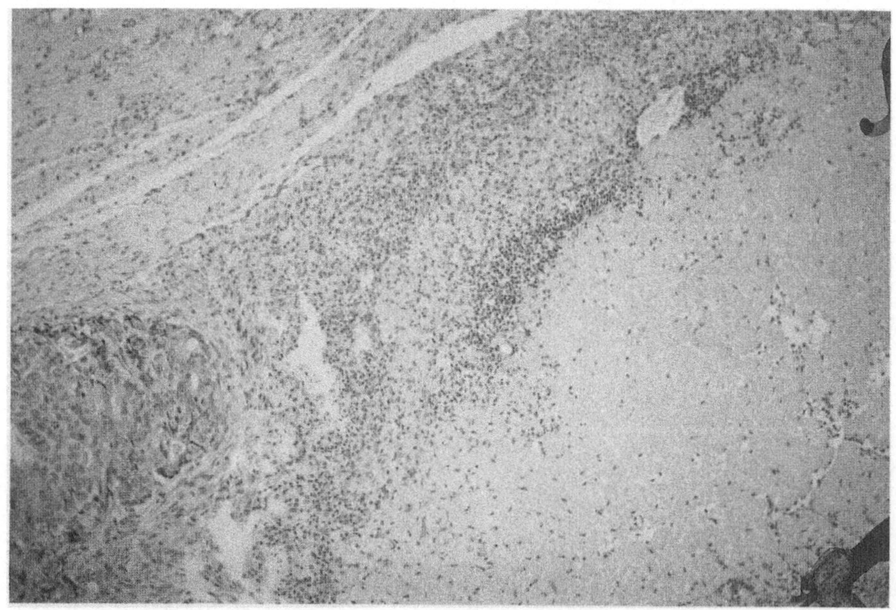

Abb. 13. PC-EW-Tumor nach Thermochemotherapie (HE-Färbung, 110fache Vergrößerung). Fast komplette Nekrose des Prostatakarzinoms, herdförmig am Rand jedoch ein Rest morphologisch unverändertes Tumorgewebe

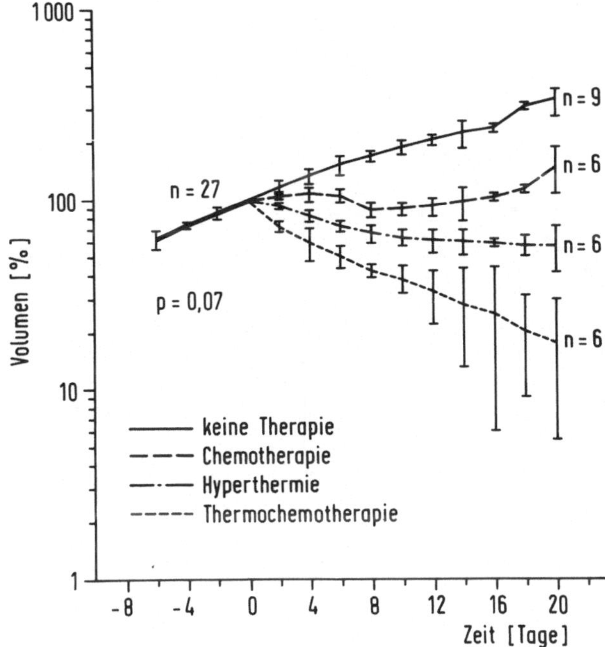

Abb. 14. Relative Tumorvolumina von PC-EW-Tumoren der Nacktmaus, die mit Chemotherapie, Hyperthermie und der Kombination beider behandelt wurden. Während die Kontrolltiere ein kontinuierliches Wachstum zeigten, wurde in den Therapiegruppen das Tumorwachstum entweder gebremst (Chemotherapie) oder das Tumorvolumen mehr oder weniger stark reduziert (Hyperthermie, Thermochemotherapie)

Hyperthermie und Chemotherapie den stärksten Effekt auf die Tumorgröße des PC-EW (Abb. 12). In keinem anderen Therapiearm wurde diese Tumoreinschmelzung erreicht.

Die PSA-Konzentration aller thermochemotherapierten Tiere lag unter 10 ng/ml (s. Tabelle 3). Sie erreichte damit den Normalbereich, obwohl die Werte höher lagen als bei den Mäusen mit BPH-Transplantaten (s. Abb. 7). Histologisch bestand ein morphologisches Korrelat zum Verhalten des Organmarkers PSA. Der Tumor und damit das Prostatagewebe war weitgehend zurückgebildet und durch Narbe sowie Nekrose verdrängt. Reste der Karzinome waren aber noch nachweisbar (Abb. 13).

Ein Vergleich aller drei Therapiekonzepte mit den zugrunde gelegten Kriterien ergab folgendes: Die histologischen Befunde dokumentierten, daß in keinem Fall der Tumor vollständig beherrscht werden konnte. Es fanden sich jedoch graduelle Unterschiede, die den Thermochemotherapiearm favorisierten. Die Befunde korrelierten mit den PSA-Werten. Allerdings wäre nur ein Absinken des Tumormarkers unter die Nachweisgrenze, wie bei unbehandelten Nacktmäusen ohne Xenotransplantate, ein biochemischer Hinweis für das völlige Verschwinden des Tumors gewesen (s. Tabelle 3).

Die Wachstumskurven aller drei Therapiegruppen sind in Abb. 14 logarithmisch dargestellt. Da die Tumorvolumina relativ in Prozent angegeben sind, konnten alle Tiere übersichtlich in eine Kurve eingezeichnet werden. Alle PC-EW-Tumoren befanden sich vor Randomisierung in einer exponentiellen Wachstumsphase.

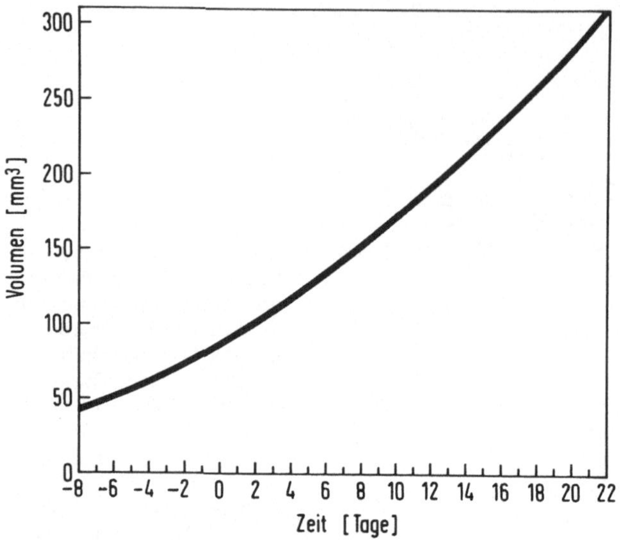

Abb. 15. Wachstumskurve des PC-EW-Tumors (n = 9), die anhand der Volumenmessungen mit der Gompertzbeziehung berechnet wurde.

Das wird nicht nur durch den linearen Kurvenanstieg verdeutlicht, sondern auch rechnerisch mit der Gompertz-Beziehung (Abb. 15). Beim PC-EW ist dieser Zeitpunkt etwa 60–70 Tage nach Transplantation erreicht. Es errechnete sich vor Therapiebeginn eine Tumorverdopplungszeit von 8,9 Tagen, die in der Kurve als Steigung abgelesen werden kann.

Bei einem Tumorvolumen von 80–90 mm^3 wurden die Tiere randomisiert. Um möglichst vergleichbare Therapieeffekte zu erzielen, wurde dieses gemeinsame Ausgangsvolumen möglichst eingehalten. Die Tumorgröße zu Therapiebeginn wurde mit 100% festgelegt. Die Kontrolltiere zeigten eine weitere kontinuierliche Zunahme des Tumorvolumens und die Tiere, die eine Chemotherapie erhielten, zunächst einen Stillstand des Tumorwachstums. Danach verkleinerte sich durch die Zytostatikagabe der Tumor, um bald wieder an Größe zuzunehmen. Im Vergleich dazu hatte die alleinige Hyperthermie einen stärkeren Effekt. Die Kombinationsbehandlung führte nicht nur zu einer sofortigen Bremsung des PC-EW-Wachstums, sondern reduzierte die Ausgangsgröße bis zum Ende des Therapiezeitraumes auf 17%.

Die Einschätzung des Tumorverhaltens unter Berücksichtigung onkologischer Parameter führte zu folgenden Ergebnissen (Tabelle 6): Die Tiere, die keine Behandlung erhielten und eine ungehemmte Fortsetzung des exponentiellen Wachstums aufwiesen, hatten eine Volumenzunahme über 125% der Ausgangsgröße. Deshalb konnte man von „Tumorprogreß" sprechen. Auch im Chemotherapiearm war bei 4 von 6 Tieren ein Tumorprogreß nachweisbar. Nur 2 Tiere zeigten ein „stable disease". Die Tiere mit alleiniger Hyperthermie ließen sich zur Hälfte in die Gruppe „partielle Remission" und zur Hälfte in die der „partiellen Regression"

Tabelle 6. Effekte auf das Verhalten des PC-EW-Tumors im Rahmen einer randomisierten Studie, bei der Hyperthermie und Chemotherapie gegenüber einer Kombinationsbehandlung geprüft wurde. Beurteilungskriterium ist die Veränderung des Tumorvolumens unter Therapie

Therapieform	Therapieeffekt n = 27				
	CR	PR	PRG	SD	P
Keine Therapie	–	–	–	–	9
Chemotherapie	–	–	–	2	4
Hyperthermie	–	3	3	–	–
Thermochemotherapie	3	3	–	–	–

einstufen. Im Gegensatz dazu fand sich bei 3 von 6 Tieren im Kombinationsarm eine komplette Remission des Tumors, hatte sich doch der Tumor auf weniger als 17% der Ausgangsgröße verkleinert.

Diskussion

Verschiedene Verfahren der Hyperthermie wurden an der thymusdysplastischen Maus bereits durchgeführt. Die vielfach angewandte Erwärmung im Wasserbad läßt sich bei den meisten urologischen Tumoren schlecht auf klinische Bedingungen übertragen [16]. Das gilt ebenso für die Applikation von Ultraschall [9]. Außerdem ist bei den meisten Hyperthermiemethoden am Kleintier (Wasserbad) keine exakte fortlaufende Temperaturmessung in verschiedenen Tumorregionen zur Effektivitätskontrolle möglich [15]. Der Höhe der erreichten Temperatur im Behandlungsfeld kommt aber für eine Therapiebeurteilung entscheidende Bedeutung zu [8]. Die interstitielle Applikation der Hochfrequenzhyperthermie unseres Tiermodells könnte einer späteren klinischen Anwendung zur Therapie der Prostata am nächsten kommen. Sie wäre dann ein Alternativverfahren zu der jetzt bereits in der klinischen Praxis angewandten transrektalen Sonde. 1980 berichteten Mendecki et al. [33] erstmalig über die experimentelle und klinische Anwendung der Rektalsonde, die sowohl mit 915 als auch mit 2450 MHz zu verwenden ist. Scheiblich und Petrowicz [40] beschrieben eine Rektalsonde bei Hunden und nutzten die Wirkung von 433,9 MHz und 120 Watt. Mit einem speziellen Kühlsystem ließ sich eine Überwärmung der Rektalschleimhaut verhindern. Über eine Anwendung bei Patienten berichteten Servadio und Leib [42] 1984, der mit 2450 MHz transrektal die Prostata erwärmte. Die gleiche Arbeitsgruppe hat später die rektale regionäre Prostatahyperthermie miti 915 MHz realisiert. Diese Frequenz scheint nun in die „klinische Routine" Eingang gefunden zu haben, während Yerushalmi et al. [51] eine Sonde mit 2450 MHz empfohlen haben (1981, 1985, 1986).

Vergleicht man die oben aufgeführten drei Frequenzen, so ist bei 2450 MHz eine optimale Erwärmung in 3–4 cm und bei 434 MHz von 10–15 cm zu erwarten [45]. Da aber nur eine radiär strahlende Energiequelle am Tumorrand existiert, verwundert es nicht, wenn nur eine inhomogene Temperaturverteilung im Tumor selbst erreicht werden kann [33]. Das Problem einer homogenen Temperaturverteilung im Zielgebiet scheint besonders bei der interstitiellen Applikation der Hochfrequenz lösbar zu sein [12]. Die Verwendung von wenigstens zwei Hochfrequenzantennen führt dabei zu Isothermen, die eine gleichmäßige Temperaturverteilung im Tumor erwarten lassen. Wu et al. [50] entwickelten Koaxialantennen, die gute Eigenschaften für eine praktische Anwendung aufweisen.

Dank intensiver Grundlagenforschung ist die theoretische Basis für eine regionäre Hyperthermie geschaffen [18, 30]. In vitro-Studien haben die Kenntnisse über die Effekte einer Erwärmung auf den Stoffwechsel und das Wachstumsverhalten von Tumorzellen erweitert [19]. Probleme wie Hitzetoleranzentwicklung, Beeinflussung der Wirkung von zytotoxischen Substanzen auf Zellkulturen und Interaktionen mit der ionisierenden Bestrahlung sind einer Klärung näher gebracht worden [10, 17, 23].

Untersuchungen am Tiermodell waren notwendig, um die vielfältigen physiologischen Einflüsse auf die Veränderungen unter Hyperthermiebedingungen in vitro in ausreichendem Umfang in vivo nachvollziehen zu können [32]. Darüber hinaus konnte die Temperaturverteilung bei Erwärmung im Gewebe und die Einflüsse des Blutflusses auf den Verlauf der Isothermen studiert werden [49].

Die von uns entwickelte Methode zur interstitiellen Hyperthermie subkutaner Xenotransplantate der Nacktmaus erwies sich als effektiv und führte zu einer reproduzierbaren Temperaturverteilung im Tumor. Die Verwendung von 2 parallel liegenden Hochfrequenzantennen im Abstand von 1 cm erzeugte dabei eine relativ homogene Erwärmung des Transplantates. Diese wurde durch gezielte Messungen in jeder Phase der Therapie überprüft. Nach Erreichen des Schwellenwertes von 42,5 °C begann die Zeit der eigentlichen Hyperthermie. Diese Bedingung ist immer exakt eingehalten worden. Aus Untersuchungen an Zellkulturen war bekannt, daß bei Hyperthermie unter 42,5 °C eine Hitzetoleranz von den Tumorzellen entwickelt wird [3, 26]. Nach einer Erwärmung über 42,5 °C tritt das Thermotoleranzphänomen erst verspätet auf [19, 36].

Unter Bedingungen, die eine Hitzetoleranz bewirken, werden sog. Heatshockproteine synthetisiert (HSP-70). Sie schützen wahrscheinlich die Zellen gegen eine erneute schädigende Wirkung von Wärme [3]. Die Thermotoleranz nach einer Hitzeexposition > 42,5 °C kann bis zu 5 Tagen im Tumorgewebe anhalten [30, 38]. Die Planung der Hyperthermieanwendungen in unseren Therapiestudien mußten diesen Bedingungen Rechnung tragen [37]. Die Hyperthermiemonobehandlung des PC-EW-Tumors hatte einen deutlichen Therapieeffekt. Das war zunächst erstaunlich, da der alleinigen Erwärmung des Tumors sowohl bei In vitro- als auch bei In vivo-Studien nur ein geringer Stellenwert beigemessen wird [1, 18]. Die interstitielle Hyperthermie des subkutan liegenden Tumors war mit optimaler Temperaturverteilung möglich, so daß alle Effekte einer Hyperthermie wirksam werden konnten. Aus der Literatur ist die Thermosensibilität maligner Zellen bekannt [10]. Der Einfluß der Temperatursteigerung auf den Zellstoffwechsel und die Zellmembran, um nur einige Parameter aufzuzählen, sind durch umfangreiche Untersuchungen bewiesen [4]. Es ist zulässig, die Bremsung des Tumorwachstums beim PC-EW auch auf die Hyperthermieeffekte zurückzuführen.

Die Chemotherapie des PC-EW-Tumors hatte nach den bisherigen Erfahrungen nur einen geringen Effekt auf das Tumorwachstum. Sicher wäre es möglich, den

Therapieerfolg durch eine Dosissteigerung zu verbessern, zumal den Tieren eine Erhöhung der 4-Epirubicin-Menge durchaus zugemutet werden konnte, was auch mit den Angaben aus der Literatur übereinstimmt [7].

Es konnte aber nicht das Ziel unserer Untersuchungen sein, ein bereits in die klinische Praxis eingeführtes Medikament erneut tierexperimentell zu testen. Vielmehr sollte gezeigt werden, ob eine ineffektive Monochemotherapie des Prostatakarzinoms durch Hyperthermie verbessert werden könnte.

Seit den grundlegenden Arbeiten von Hahn et al. [17] ist das Phänomen der Änderung zytostatischer Wirkungen unter Hyperthermie eingehend untersucht worden. Man fand mit den Methoden der Zellkultur Substanzen, die bei Temperaturerhöhung mit einer linearen Steigerung ihres zytotoxischen Effektes reagierten (Thiotepa, Mithoxandron, Cisplatin). Andere zeigten gar keinen Temperatureffekt und müssen als „thermorefraktär" gelten (5-FU, Vincristin, Vinblastin) [24]. Für thermochemotherapeutische Untersuchungen sind eigentlich nur die Zytostatika interessant, deren Wirkung nach Hyperthermie exponentiell anstieg wie Adriamycin, 4-Epirubicin, Bleomycin, Aktinomycin D, oder Substanzen, die bei 37 °C kaum einen chemotherapeutischen Effekt haben und sprunghaft bei Temperaturerhöhung zytotoxisch werden wie Cysteamin, Amphotericin-B, Lidocain. Substanzen, die diese Eigenschaften besitzen, werden als „Thermosensitizer" bezeichnet [18, 26].

Im Rahmen der Hyperthermieforschung stellt das Anthrazyklinderivat Adriamycin eines der am besten untersuchten Zytostatika dar [17, 20]. Seine Struktur ist der des 4-Epirubicin sehr ähnlich. Adriamycin zeichnete sich durch eine gute Wirkungssteigerung in der Lymphoblastenkultur LS2 durch Hyperthermie oberhalb 39° bzw. 40 °C [48] aus. Deshalb erschien es sinnvoll, 4-Epirubicin auf seine Eignung zu prüfen, ob sich mit regionaler Hyperthermie ein „Enhancement-Effekt" während der Chemotherapie des Prostatakarzinoms erzielen ließe.

Vergleicht man die Ergebnisse der verschiedenen Arme unserer Studien, so hatte die Thermochemotherapie nicht nur den stärksten therapeutischen Effekt, sondern führte zu einem fast vollständigen Verschwinden des Tumors auf der Nacktmaus. Am deutlichsten wird das beim Vergleich der Volumina. Legt man die Kriterien der klinischen Onkologie als Maßstab an, kann in der Hälfte der Fälle von einer kompletten Remission gesprochen werden. Ein solcher Effekt ist beim Prostatakarzinom nur mit der Hormontherapie erreichbar [13]. Die Beeinflussung der Tumorgröße, und damit des Malignomwachstums, wurden auch durch die Ergebnisse der Tumormarkerbestimmungen belegt. Die niedrigsten PSA-Werte waren in der Therapiegruppe Hyperthermie plus Chemotherapie zu beobachten. Die histologischen Schnitte offenbarten allerdings, daß der Tumor nicht vollständig beseitigt werden konnte. Selbst nach einer Thermochemobehandlung blieben Tumorzellnester auf der Nacktmaus vital. Aufgrund der besonderen Bedingungen unseres Tumormodells waren Langzeitbeobachtungen nicht möglich. Deshalb muß es Spekulation bleiben, ob sich aus diesen Tumorresten ein Rezidiv entwickeln könnte. Unsere Kenntisse über die Tumorbiologie machen dieses sehr wahrscheinlich. Eines ist aber sicher, mit einer Thermochemotherapie ist das Prostatakarzinom auf der Nacktmaus wirksam zu behandeln, während eine alleinige Zytostatikagabe allenfalls zu einem Tumorstillstand führte.

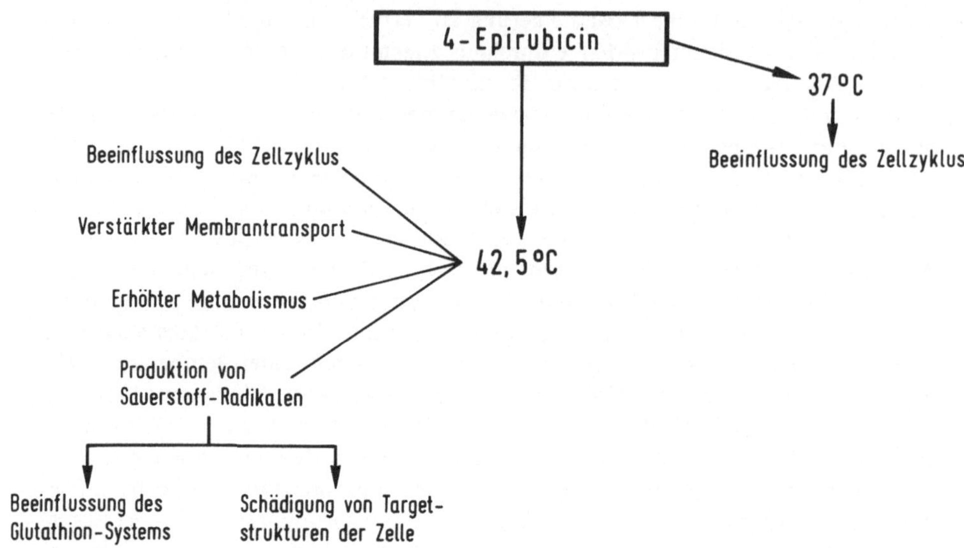

Abb. 16. Vereinfachte schematische Darstellung der zytotoxischen Wirkung von 4-Epirubicin bei 37 °C und bei 42,5 °C auf die Tumorzelle

In der klinischen Praxis sind mit Thermochemotherapie bei Weichteilsarkomen im kleinen Becken sehr gute Ergebnisse erzielt worden. In einer ersten Analyse von 12 Patienten konnte gezeigt werden, daß die regionale Hyperthermie von den Patienten gut toleriert wurde, und die Nebenwirkungsrate gering war [27]. Die Ergebnisse des Tiermodells lassen sich nicht so ohne weiteres in die klinische Praxis übertragen. Aber, und das ist in der gegenwärtigen Situation im Auge zu behalten, mit der Kombination von Chemotherapie und der extrem nebenwirkungsarmen regionären Hyperthermie könnte ein Weg aus der therapeutischen Sackgasse des Prostatakarzinoms [28, 46] gewiesen sein.

4-Epirubicin beeinflußt bei 37 °C die doppelsträngige DNA der Zelle und wirkt dadurch auf den Zellzyklus. Diese Zytotoxizität ist auch bei einer Temperatursteigerung auf 42,5 °C vorauszusetzen (Abb. 16).

Von der Wirkungssteigerung des Bleomycins ist bekannt, daß Repairmechanismen der Zelle durch Hyperthermie gehemmt werden [17]. Es muß angenommen werden, daß die Tumorzelle auch gegen eine 4-Epirubicinwirkung Repairmechanismen unter 37 °C besitzt, die nach Erwärmung langsamer oder gar nicht mehr wirksam werden. Diese Hypothese wurde aber bisher für diese Substanz nicht bestätigt. Eine weitere Ursache der thermosensitiven Wirkung des 4-Epirubicins dürfte der gesteigerte Membrantransport der Tumorzelle unter Hyperthermie sein. Für Adriamycin wurde zytofluorographisch eine wesentlich höhere intrazelluläre Konzentration der Substanz bei 43 °C als bei 37 °C nachgewiesen [18]. Zusätzlich ist der aktive Transport aus der Zelle heraus gestört. Daraus resultiert in der Nettobilanz eine erhöhte intrazelluläre zytotoxische Kapazität. Hinzu kommt der gesteigerte Metabolismus der Zelle unter den Bedingungen der Hyperthermie. Es resultiert ein Absinken der Glukose- und Lipidkonzentration sowie des ATP. Der gleichzeitige Anstieg der Laktatmenge verstärkt die in hypoxischen Tumorzellen aufgrund der anaeroben Glykolyse bestehende Azidose, der Laktat/Pyruvat-Quotient wird verschoben. Azidotische, hypoxische Zellen sind besonders hitzesensibel [19]. Dieser Effekt ließ sich in vivo durch künstliche Hyperglykämie deutlich verstärken [47]. Eine besondere Bedeutung kommt der Bildung von Sauerstoffradikalen unter Hyperthermiebedingungen zu [25]. Dadurch werden nicht nur das Glutathion-Redoxpotential der Zelle beeinflußt, sondern auch wichtige Targetstrukturen geschädigt. Die verstärkte zytotoxische Wirkung des 4-Epirubicin spielt sich somit auf der Ebene des Zellstoffwechsels ab. Diese Vorgänge können aber nicht losgelöst betrachtet werden von den extrazellulären Milieuveränderungen im Tumorgewebe selbst, vor allem den Mikrozirkulationsstörungen unter Hyperthermie [31].

Der positive therapeutische Effekt einer kombinierten Anwendung von Zytostase und Hyperthermie ist das Ergebnis eines komplexen Geschehens, das bisher nicht in allen Einzelheiten geklärt werden konnte.

Es erscheint sinnvoll, die Effektivität einer Thermochemotherapie beim Prostatakarzinom in einer Phase-I-Studie zu prüfen. Die Hyperthermieapplikation sollte nicht in Form der Rektalsonde erfolgen, obwohl das wenig invasiv und einfach zu handhaben wäre. Eine effektivere Temperaturwirkung ist durch eine interstitielle Hyperthermie erreichbar, die ähnlich dem Afterloadingverfahren von perineal sonographisch gesteuert das Einlegen von Sonden erforderlich machte. Gleichzeitig könnte über dieselbe Sonde eine Stanzbiopsie zur Diagnostik entnommen werden. Therapeutische Zielgruppe ist für diese Behandlung nur ein primär lokal fortgeschrittenes Prostatakarzinom ohne Lymphknotenmetastasen oder ein Lokalrezidiv nach radikaler Prostatovesikuloektomie. Die Thermochemotherapie könnte dann in einem multimodalen Behandlungskonzept eingebunden sein, deren Basis nach wie vor die Androgenablation ist.

Literatur

1. Alfieri AA, Hahn EW, Kim HH (1981) Role of Cell-mediated immunity in tumor eradication by hyperthermia. Cancer Res 41:1301–1305
2. Benson MC (1987) Management of primary stage D prostatic cancer. Prostate Cancer B:411–428
3. Boon-Niermeijer EK, Souren JEM, Waal AM de, Wijk R van (1988) Thermotolerance induced by heat and ethanol. Int J Hyperthermia 4:211–222
4. Brezovich IA, Atkinson WJ, Lilly MB (1984) Local hyperthermia with interstitial techniques. Cancer Res 44:4752–4756
5. Bull JM (1984) An update on the anticancer effects of a combination of chemotherapy and hyperthermia. Cancer Res 44:4853–4856
6. Burk K, Jonas D (1987) Sinn und Unsinn von Therapiekombinationen beim fortgeschrittenen Prostatakarzinom. In: Nagel R (Hrsg) Konservative Therapie des Prostatakarzinoms. Springer, Berlin Heidelberg New York Tokyo, S 125–136
7. Campeneere Deprez-De D, Baurain R, Trouet A (1979) Pharmacokinetic, toxicologic, and chemotherapeutic properties of detorubicin in mice: A comparative study with daunorubicin and adriamycin. Cancer Treat Rep 63:861–867
8. Cheung AY, Neyzari A (1984) Deep local hyperthermia for cancer therapy: External electromagnetic and ultrasound techniques. Cancer Res 44:4736–4744

9. Cunningham DE, Frey RA, Velkley DE (1980) An inexpensive variable-frequency microwave system for hyperthermia. Med Phys 7:712–715

10. Dewey WC (1984) Interaction of heat with radiation and chemotherapy. Cancer Res 44:4714–4720

11. Doroshow JH, Locker GY, Myers CE (1979) Experimental animal models of adriamycin cardiotoxicity. Cancer Treat Rep 63:855–860

12. Emami B, Perez CA, Leybovich L, Straube W, Vongerichten D (1987) Int J Hyperthermia 3:107–118

13. Emmett JL, Greene LF, Papantoniou A (1960) Endocrine therapy in carcinoma of the prostate gland: 10-year survival studies. J Urol 83:471–484

14. Fiebig HH (1984) Wachstum und Chemotherapie menschlicher Tumoren – vorwiegend Dickdarm, Magen- und Bronchialkarzinome – in der thymusaplastischen Nacktmaus. Habilitationsschrift, Albert-Ludwigs-Universität, Freiburg

15. Field StB (1987) Studies relevant to a means of quantifying the effects of hyperthermia. Int J Hyperthermia 3:291–296

16. Fujimoto S, Shrestha RD, Ohta M, Igarashi K, Endoh F, Kokobun M, Koike S et al. (1987) Enhanced antitumor efficacy with a combination of hyperthermochemotherapy and thermosensitization with polyamine antimetabolites in nude mice. Jpn J Surg 17:110–117

17. Hahn GM, Braun J, Har-Kedar I (1975) Thermochemotherapy: Synergism between hyperthermia (42–43) and adriamycin (or bleomycin) in mammalian cell inactivation. Proc Natl Acad Sci USA 72:937–940

18. Hahn GM (1982) Hyperthermia and cancer. Plenum Publ, New York

19. Hall EJ, Roizin-Towle L (1984) Biological effects of heat. Cancer Res 44:4708–4713

20. Herman TS, Teicher BA, Dochelson M, Clark J, Svensson G, Coleman CN (1988) Rationale for use of local hyperthermia with radiation therapy and selected anticancer drugs in locally advanced human malignancies. Int J Hyperthermia 4:143–158

21. Hoehn W, Wagner M, Riemann JF, Hermanek P, Williams E, Walther Schrueffer R (1984) Prostatic adenocarcinoma PC EW, a new human tumor line transplantable in nude mice. Prostate 5:445–452

22. Isaacs JT (1984) The timing of androgen ablation therapy and/or chemotherapy in the treatment of prostatic cancer. Prostate 5:1–17

23. Issels RD, Biaglow JE, Epstein L, Gerweck LE (1984) Enhancement of cysteamine cytotoxicity by hyperthermia and its modification by catalase and superoxide dismutase in chinese hamster ovary cells. Cancer Res 44:3911–3915

24. Issels RD, Wilmanns W (1985) Biochemische Grundlagen der Hyperthermiebehandlung bei malignen Tumoren. In: Int Symp „Krebs und Alternativmedizin", St. Gallen

25. Issels RD, Bourier S, Bioglow JE, Gerweck LE, Wilmanns W (1985) Temperature-dependent influence of thiols upon glutathione levels in chinese hamster ovary cells at cytotoxic concentrations. Cancer Res 45:6219–6224

26. Issels RD, Bourier S, Boening B, Li GC, Mak JJ, Wilmanns W (1987) Influence of oxidative stress induced by cysteamine upon the induction and development of thermotolerance in chinese hamster ovary cells. Cancer Res 47:2268–2274

27. Issels RD, Wadepohl M, Tiling K, Mueller M, Sauer H, Wilmanns W (1988) Regional hyperthermia combined with systemic chemotherapy in advanced abdominal and pelvic tumors: First results of a pilot study employing an annular phased array applicator. Cancer Res 107:236–243

28. Jasmin C, Ribaud P (1987) Is it justified to neglect the role of chemotherapy in the treatment of prostatic cancer? In: Prostate Cancer, Part B: Imaging techniques, radiotherapy, chemotherapy, and management issues, pp 255–258

29. Labrie E, Dupont A, Belanger A, Cusan L, Lacoursiere J, Monfette G, Laberger JG et al. (1982) New hormonal therapy in prostatic carcinoma: Combined treatment with an LHRH agonist and an antiandrogen. J Clin Invest Med 5:267–275

30. Lawm P, Ahier RG, Field SB (1979) The effect of prior heat treatment on the thermal enhancement of radiation damage in the mouse ear. Br J Radiol 52:315–321

31. Li GC (1984) Thermal biology and physiology in clinical hyperthermia: Current status and future needs. Cancer Res 44:4886–4893

32. Marmor JB (1979) Interactions of hyperthermia and chemotherapy in animals. Cancer Res 39:2269–2276
33. Mendecki J, Friedenthal E, Botstein C (1980) Microwave applicators for localized hyperthermia treatment of cancer of the prostate. Int J Radiation Oncology Biol Phys 6:1583–1588
34. Moskovitz B, Nitecki S, Leven D (1987) Cancer of the prostate: Is there a need for aggressive treatment? Urol Int 42:49–52
35. Nesbit RM, Baum WC (1950) Endocrine control of prostatic carcinoma. Clinical and statistical survey of 1818 cases. JAMA 143:1317–1320
36. Nielsen OS, Overgaard J (1982) Importance of preheating temperature and time for the induction of thermotolerance in a solid tumor in vivo. Brit J Cancer 46:894–903
37. Overgaard J, Nielson OS (1983) The importance of thermotolerance for the clinical treatment with hyperthermia. Radiotherapy and Oncology 1:167–178
38. Overgaard J (1987) Some problems related to the clinical use of thermal isoeffect doses. Int J Hyperthermia 3:329–336
39. Sachs L (1974) Angewandte Statistik, 4. Aufl. Springer, Berlin Heidelberg New York
40. Scheiblich J, Petrowicz O (1982) Radiofrequency-induced hyperthermia in the prostate. J Microwave Power 17
41. Schroeder FH (1987) LHRH-Analoge bei der Behandlung des metastasierenden Prostatakarzinoms. In: Nagel R (Hrsg) Konservative Therapie des Prostatakarzinoms. Springer, Berlin Heidelberg New York Tokyo, S 101–111
42. Servadio C, Leib Z (1984) Hyperthermia in the treatment of prostate cancer. Prostate 5:205–211
43. Simpson-Herren L, Lloyd HH (1970) Kinetic parameters and growth curves for experimental tumor systems cancer. Chemo Rep 54:143–174
44. Steenbrugge GJ von (1988) Transplantable human prostate cancer (PC-82) in athymic nude mice: A model for the study of androgen-regulated tumor growth by control. Habilitationsschrift. Erasmus Universität, Rotterdam
45. Szmigielski S, Jeljaszewicz J, Pulverer G (1987) Thermoimmunotherapy of advanced neoplasms. Biomed Pharmacother 41:132–138
46. Tannock IF (1985) Is there evidence that chemotherapy is of benefit to patients with carcinoma of the prostate? J Clin Oncol 3:1013–1021
47. Urano M, Kahn J (1983) The change in hypoxic and chronically hypoxic fraction in murine tumors treated with hyperthermia. Radiat Res (Erasmus Universität Rotterdam) 96:549–559
48. Voth B (1987) Einfluß verschiedener Zytostatika auf die DNS-Synthese einer Lymphoblastenkultur unter hyperthermen Bedingungen. Dissertation, LMU München
49. Waterman FM, Nerlinger RE, Moylan DJ, Leeper DB (1987) Response of human tumor blood flow to local hyperthermia. Int J Radiat Oncol Biol Phys 13:75–82
50. Wu A, Watson ML, Sternick ES (1987) Performance characteristics of a helical microwave interstitial antenna for local hyperthermia. Med Phys 14:235–237
51. Yerushalmi A, Shani A, Fishelovitz Y, Arielly J, Singer D, Levy E, Katsnelson R et al. (1986) Local microwave hyperthermia in the treatment of carcinoma of the prostate. Oncology 43:299–305

Die radikale Prostatektomie mit Erhalt der Sexualfunktion

P. C. WALSH[1]

Obwohl die radikale Prostatektomie eine wirksame Therapieform bei der Heilung des lokal begrenzten Prostatakarzinoms darstellt, hat sie nie eine weite Verbreitung gefunden, da die Operation für technisch schwierig gehalten wurde und mit ernsten Komplikationen behaftet war. Auf diese Überlegungen gestützt, hielten einige die Operation für nachteiliger als die Erkrankung an sich. Aus diesem Grund wurde den Patienten häufig empfohlen, entweder nichts zu unternehmen, oder sie wurden ermuntert, sich einer möglicherweise weniger effektiven Behandlung zu unterziehen, da diese geringere Nebenwirkungen hatte.

Bietet man einem Patienten jedwedes chirurgisches Vorgehen an, so müssen die möglichen Vorteile gegen die Risiken abgewogen werden. Während des letzten Jahrzehnts haben wir versucht, die Risiken der radikalen retropubischen Prostatektomie durch Untersuchungen über die chirurgische Anatomie der Prostata sowie der benachbarten Strukturen zu reduzieren. Während der vergangenen 10 Jahre wurde die Morbidität dieses chirurgischen Vorgehens durch Verringerung des Blutverlustes sowie der postoperativen Komplikationen wie der Lungenembolie und einer verbesserten intraoperativen Darstellung reduziert und gleichzeitig die Urinkontinenz bei fast allen Patienten sowie die sexuelle Potenz bei den meisten gewährleistet. Gleichzeitig haben es diese anatomischen Daten möglich gemacht, dort wo indiziert, großzügigere Resektionsgrenzen zu ziehen.

Verringerung des Blutverlustes durch Verbesserung der vaskulären Kontrolle

Die Darstellung der Anatomie des dorsalen Venenkomplexes war der wichtigste Faktor bei der Entwicklung dieser chirurgischen Technik. Früher fürchteten die meisten Chirurgen diese Operation aufgrund des starken Blutverlustes bei der Durchtrennung des am Apex der Prostata befindlichen dorsalen Venenkomplexes. War dies erst einmal aufgetreten, so wurde der Rest der Operation blind und stumpf durchgeführt. Da wir mit diesem Vorgehen unzufrieden waren, untersuchten wir die Anatomie des dorsalen Venenplexus und des Santorini-Plexus und veröffentlichten 1979 einen anatomischen Zugang zur chirurgischen Bewältigung dieses Venenplexus [11]. Diese Modifizierungen der chirurgischen Techniken schlossen folgende Schritte ein: Inzision der endopelvischen Faszie nahe der Beckensei-

[1] The Johns Hopkins Hospital, Department of Urology, 134 Marburg Building, 600 N. Wolfe Street, Baltimore, MD 21205, USA

G. Staehler und P. G. Fabricius (Hrsg.)
Das Prostatakarzinom. Diagnostik und Therapie
© Springer-Verlag Berlin Heidelberg 1990

tenwand vom lateralen Venenplexus weg, Durchtrennung der puboprostatischen Bänder nahe des Schambeines, um eine Läsion des oberflächlichen Anteils des dorsalen Venenplexus zu vermeiden, und eine Ligierung des Hauptanteils des dorsalen Venenplexus sowie der ihn umgebenden Faszia anterior der Urethra. Diese Schritte haben den Blutverlust reduziert und die Darstellung verbessert, so daß der Rest der Operation auf anatomische Art und Weise durchgeführt werden kann.

Kürzlich wurden weitere Anstrengungen unternommen, um den intraoperativen Blutverlust zu reduzieren [9]. Bulldog-Klemmen wurden zeitweilig an die hypogastrischen Arterien angelegt, um die arterielle Perfusion der Prostata zu Beginn der Operation zu erniedrigen. Eine epidurale Anästhesie trägt zur Reduktion des intraoperativen Blutverlustes bei, und wir bestärken alle unsere Patienten, 3 Einheiten Eigenblut für die autologe Bluttransfusion während der Sitzung zu spenden. Bei diesem Vorgehen benötigen nur 2% der Patienten, bei denen eine radikale retropubische Prostatektomie durchgeführt wird, die Transfusion einer Einheit heterologen Blutes. Zusätzlich wurde auch durch andere Arbeitsgruppen eine signifikante Verringerung der Anzahl von Lungenembolien bestätigt [7], seit das zuletzt genannte Vorgehen von uns eingeführt wurde. Von den ersten 125 Fällen entwickelten 3 Patienten eine Lungenembolie. Bei einem Fall trat dies zu Hause 3 Wochen postoperativ auf und führte zum sofortigen Tod. Allerdings hatte von den folgenden 300 Patienten nach Einführung der routinemäßigen Epiduralanästhesie und Autotransfusion nur 1 Patient eine Lungenembolie. Dieser nicht tödliche Zwischenfall trat bei einem Patienten auf, in dessen Familienanamnese Lungenembolien seit 2 Generationen bekannt waren. Daraus folgern wir, daß heute die radikale Prostatektomie relativ blutarm und kontrolliert durchgeführt werden kann und nur selten mit ernsthaften postoperativen Komplikationen verbunden ist. Nach der Beschreibung der Anatomie des dorsalen Venenplexus und Anwendung derselben bei der radikalen retropubischen Prostatektomie berichteten kürzlich mehrere Patienten, daß sie postoperativ vollkommen potent seien, und mehrere Patienten gaben an, daß ein Teil ihrer Geschlechtsfunktion noch vorhanden sei. Dies war ein neuer Befund, der uns 1980 zu dem Vorschlag ermutigte, daß ein Erhalt der Potenz nach radikaler Prostatektomie möglich sei [13].

Erhalt der Geschlechtsfunktion und Urinkontinenz nach radikaler Prostatektomie

Anatomie des autonomen Plexus pelvicus

Jahrelang wurde angenommen, daß die nach radikaler Prostatektomie auftretende Impotenz auf eine Verletzung der die Corpora cavernosa versorgenden, autonomen Nerven zurückzuführen sei, allerdings war die genaue anatomische Lokalisation dieser Nerven unsicher.

1982 mutmaßten Walsh u. Donker, daß eine Impotenz durch die Verletzung des Plexus pelvicus, aus dem die autonome Innervation der Corpora cavernosa stammt, hervorgerufen werde [17]. Auf diese Beobachtung gestützt, wurde die

Technik der radikalen retropubischen Prostatektomie geringfügig modifiziert [14, 15, 16, 18]. Obwohl die Anteile des Plexus pelvicus, welche die Corpora cavernosa innervieren, mikroskopisch klein sind, können sie intraoperativ durch ihre konstante Beziehung zu den Kapselgefäßen der Prostata identifiziert werden [5, 18]. Diese neurovaskulären Leitungsbahnen sind in den Blättern der lateralen pelvischen Faszie lokalisiert und wurden früher unwissentlich während einer üblichen radikalen Prostatektomie verletzt. War jedoch einmal die genaue Lokalisation dieser neurovaskulären Bündel bekannt, so konnte die Technik der radikalen retropubischen Prostatektomie derart modifiziert werden, daß es den Chirurgen möglich war, diese Bahnen intraoperativ sichtbar zu machen und zu entscheiden, ob es ohne Risiko war, die neurovaskulären Bündel zu erhalten, oder ob die Notwendigkeit bestand, diese mit dem Exzidat zu opfern. Dieses Vorgehen hat zu einem Erhalt der sexuellen Funktion bei der Mehrzahl der Patienten geführt und auch die postoperative Urinkontinenz weiter verbessert.

Erhalt der Geschlechtsfunktion

Die im Detail an anderer Stelle beschriebene chirurgische Technik [15, 16] wurde bis jetzt bei 320 Männern durchgeführt, die ein Jahr oder länger nachuntersucht worden sind. Bei allen Operationen wurde der Versuch unternommen, den gesamten Tumor zu exzidieren; der Erhalt der Geschlechtsfunktion war von sekundärer Bedeutung. Von diesen 320 Männern waren präoperativ 259 potent und hatten Geschlechtspartner. Postoperativ blieben 74% (192) potent.

Die Potenz, die als die Fähigkeit definiert ist, eine Erektion zu erreichen, die für eine vaginale Penetration und den Orgasmus ausreicht, trat nach und nach während der folgenden 1–2 postoperativen Jahre auf. Die Potenz wurde sowohl mit dem Alter der Patienten als auch mit dem Krankheitsstadium korreliert (Tabelle 1). Beim Zugrundelegen des klinischen Stadiums trat bei 93% der Patienten mit

Tabelle 1. Einfluß von Alter und klinischem Stadium auf die postoperative Potenz bei 320 Männern, die mindestens ein Jahr lang nachuntersucht wurden

Klinisches Stadium	Alter in Jahren					Gesamtzahl
	30–39	40–49	50–59	60–69	70–75	
A1	–	100% (2/2)	90% (9/10)	100% (3/3)	–	93% (14/15)
A2	–	–	90% (9/10)	(4/7)	0% (0/1)	72% (13/18)
B1N	100% (2/2)	80% (4/5)	97% (30/31)	92% (11/12)	0% (0/1)	92% (47/51)
B1	–	79% (11/14)	82% (42/51)	65% (39/60)	20% (1/5)	72% (93/130)
B2	–	67% (2/3)	68% (15/22)	40% (8/20)	–	56% (25/45)
Gesamtzahlen	100% (2/2)	79% (19/24)	85% (105/124)	64% (65/102)	14% (1/7)	74% (192/259)

Krankheitsstadium A1, 72% mit Stadium A2, 92% mit B1N, 72% mit Stadium B1 und 56% mit Stadium B2 die Potenz wieder auf. Geht man davon aus, daß bei fast allen Männern mit Krankheitsstadium A1 der Tumor auf das Prostataparenchym begrenzt war, ist es berechtigt anzunehmen, daß beide neurovaskulären Bündel bei fast allen Männern mit dem klinischen Krankheitsstadium A1 erhalten werden können und daß dies für das hervorragende Wiederauftreten der Geschlechtsfunktion bei dieser Patientengruppe verantwortlich ist. Umgekehrt deutet die geringere Potenzrate bei Männern mit Krankheitsstadium B2 darauf hin, daß Versuche der Resektion von weiter fortgeschrittenen Tumoren zu einer stärkeren Verletzung der Nerven des Plexus pelvicus führen. Bei Männern, bei denen die Exzision eines neurovaskulären Bündels notwendig war, waren 69% der Männer postoperativ potent. Daraus kann man schließen, daß die Potenz erhalten werden kann, wenn es bei einer radikalen Prostatektomie notwendig ist, ein neurovaskuläres Bündel zu exzidieren. Die Daten in Tabelle 1, gestützt auf Alter und Krankheitsstadium, sind für die präoperative Information der Patienten sehr nützlich, inbesondere in bezug auf die Wahrscheinlichkeit des postoperativen Wiederauftretens der Geschlechtsfunktion.

Erhalt der Urinkontinenz

Die den Patienten am meisten behindernde und am meisten gefürchtete Komplikation nach radikaler Prostatektomie ist die vollkommene Urininkontinenz. Unglücklicherweise kommt sie gelegentlich auch bei erfahrenen Chirurgen vor. Beim Mann sind mehrere Mechanismen an der Urinkontinenz beteiligt: der Blasenhals, der passive urethrale Mechanismus und der externe Sphinkter-Beckenboden-Mechanismus. Sämtliche passive Mechanismen, wie der Blasenhals und der intrinsische urethrale Mechanismus, kommen am stärksten zur Wirkung, wenn sie durch die tonische Aktivität des Beckenbodens angehoben werden. Die nach radikaler Prostatektomie auftretende Inkontinenz kann häufig auf die Rigidität der verbleibenden hinteren Harnröhre und die fehlende Anhebung des Blasenbodens, nach willentlicher Miktionsunterbrechung, zurückgeführt werden [4]. Folgerichtig ist es zwingend, will man eine Kontinenz nach radikaler retropubischer Prostatektomie erreichen, die Verletzung des Beckenbodenmechanismus zu vermeiden, den Blasenhals zu rekonstruieren, damit dieser passiv zur Kontinenzerhaltung beiträgt und eine Strikturbildung durch exakte Adaptation des Blasenhalses an die Urethra zu vermeiden. Um eine exakte Adaptation der Blasenmukosa an die Urethra sicherzustellen und dadurch eine Kontraktur des Blasenhalses zu vermeiden, haben wir unsere Technik modifiziert und die Blasenmukosa über die Ränder des Detrusormuskels gezogen [15]. Kürzlich wurde die Rolle des externen Sphinktermechanismus intensiver untersucht und es wurde gezeigt, daß die autonome Innervation der intrinsischen Skelettmuskulatur wichtig für die Sicherung der postoperativen Urinkontinenz sei [16]. Von 320 Patienten, die mindestens 1 Jahr lang nachuntersucht wurden, sind 296 (93%) vollkommen trocken und benützen keine Einlagen oder sonstige Hilfsmittel; 21 (7%) leiden unter milder Streßinkontinenz, weswegen sie kleine Einlagen tragen. Keiner der Patienten ist vollkommen inkontinent. Bei keinem der Patienten wurde ein künstlicher Sphinkter angelegt, und keiner der Patienten trägt externe Drainagen. Die Anzahl der Patienten mit Streßinkontinenz war sowohl bei Krankheitsstadium A als auch bei Stadium B identisch, so daß angenommen werden muß, daß eine vorherige transurethrale Resektion der Prostata keinen bedeutenden Risikofaktor bei Patienten mit milder postoperativer Streßinkontinenz darstellt.

Nach Anwendung dieser chirurgischen Technik haben mehrere Autoren über eine Verbesserung ihrer Ergebnisse in bezug auf die Urininkontinenz berichtet. Fowler et al. berichteten über einen Rückgang der total inkontinenten Patienten von 17% auf 0%; eine leichte Inkontinenz trat nur bei 4% der Patienten auf [3]. In Einklang hiermit berichteten O'Donnell u. Finan über einen Rückgang der vollkommen inkontinenten Patienten von 12% auf 0%, wobei nur 6% der Patienten eine leichte Stressinkontinenz hatten [8]. Ferner stellten sie bei Vergleich der hier beschriebenen Technik mit dem von ihnen zuvor angewandten chirurgischen Vorgehen eine Erhöhung der funktionellen Harnröhrenlänge und höhere maximale Urethradruckprofile fest. Diese Daten legen nahe, daß ein Erhalt der Beckennerven bei einer retropubischen radikalen Prostatektomie postoperativ eine Rolle beim Erhalt der Urinkontinenz spielt.

Pathologische Befunde

Die autonomen Äste des Beckenplexus, die zu den Corpora cavernosa ziehen (Nervi cavernosi), sind außerhalb der Kapsel der Prostata sowie der Denonvillier-Faszie lokalisiert. Dies ist der erste Grundsatz, auf den die Entwicklung dieses operativen Vorgehens gestützt war. Wüßte man, daß der gesamte Tumor intrakapsulär lokalisiert ist, müßte es möglich sein, bei all diesen Patienten die Geschlechtsfunktion zu erhalten, ohne diese Nerven zu verletzen. Allerdings infiltriert das Prostatakarzinom häufig die Kapsel der Prostata sowie das angrenzende Weichteilgewebe. Es müssen daher einige wichtige Fragen beantwortet werden, wenn man beweisen will, ob der Erhalt der Geschlechtsfunktion die Entfernung des Tumors gefährdet:

1. Wurden in der Vergangenheit bei den radikalen Standardprostatektomien die neurovaskulären Leitungsbahnen vollkommen reseziert?
2. Wie sind die pathologischen Befunde und die chirurgischen Resektionsgrenzen, verglichen mit den Standardprostatektomien und
3. Kann durch diese Technik die Erkrankung beherrscht werden?

Die neurovaskulären Bündel sind zusammen mit den Hauptabflüssen aus der dorsalen Penisvene und dem Santorini-Plexus in der lateralen Beckenfaszie lokalisiert. Bei den radikalen perinealen Standardprostatektomien wurde die laterale Beckenfaszie von der Prostata weggeschlagen, um eine Verletzung der dorsalen Penisvene sowie des Santorini-Plexus zu vermeiden [18]. Daher konnten nach einer radikalen perinealen Prostatektomie hervorragende Langzeitergebnisse erzielt werden, ohne daß die laterale Beckenfaszie oder die neurovaskulären Bündel routinemäßig reseziert worden waren. Folgerichtig muß man annehmen, daß die neurovaskulären Leitungsbahnen bei einer radikalen perinealen Prostatektomie verletzt, jedoch nicht vollkommen reseziert wurden. Gestützt auf Beschreibungen der radi-

Tabelle 2. Anwendung der chirurgischen Technik bei 482 konsekutiven Patienten. Gestützt auf den intraoperativen klinischen Befund wurden die neurovaskulären Bündel entweder erhalten oder teilweise bzw. komplett reseziert

Klinisches Stadium	Anzahl	Resektionstechnik (% der resezierten Bündel)		
		+ +	+ 0	00
A1	21	81%	19%	0%
A2	54	69%	22%	9%
B1N	85	79%	16%	5%
B1	220	61%	35%	4%
B2	98	20%	67%	13%
D0	4	50%	25%	25%
Gesamtzahl	482	57%	36%	7%

+ + Zwei erhaltengebliebene neurovaskuläre Bündel
+ 0 Ein erhaltengebliebenes neurovaskuläres Bündel
00 Kein erhaltengebliebenes neurovaskuläres Bündel

kalen retropubischen Prostatektomie in Standardlehrbüchern gibt es dort keinen Hinweis darauf, daß die neurovaskulären Bündel bei einer retropubischen Resektion vollkommen reseziert wurden [6, 10]. Die neurovaskulären Bündel liegen in unmittelbarer Nähe zum Rektum. Um sie vollkommen zu resezieren, muß unmittelbar und sehr nahe an der anterolateralen und lateralen Oberfläche des Rektums präpariert werden. Früher war dies kein Teil des chirurgischen Vorgehens. Ein großer Vorteil des anatomischen Vorgehens bei der radikalen Prostatektomie ist die gezielte Kontrolle des Blutverlustes, was zu einem übersichtlichen Operationssitus beiträgt. Bei Anwendung dieser Technik werden alle Strukturen sichtbar gemacht, und es kann je nach intraoperativem Befund eine klare Entscheidung getroffen werden, ob die erwähnten Strukturen erhalten werden können oder mit dem Exzidat weit reseziert werden müssen. Auf dieses Wissen gestützt kann das gesamte neurovaskuläre Bündel, falls notwendig, reseziert werden, indem die Faszie und das von ihr umschlossene neurovaskuläre Bündel lateral der Urethra durchtrennt sowie die Faszie lateral des Rektums reseziert werden [16, 19] (Tabelle 2). Mit Hilfe dieser Technik können weitere Resektionsgrenzen erreicht werden, als dies früher bei Verwendung einer stumpfen Resektion möglich war.

Kürzlich untersuchten wir die Exidate der ersten 100 Patienten, die einer nervenschonenden radikalen retropubischen Prostatektomie unterzogen worden waren [1]. Obwohl bei 41% der Patienten die Kapsel penetriert war, hatten nur 7 positive Resektionsgrenzen (17% davon Stadium-A- und 18% Stadium-B2-Patienten). Bei jedem dieser 7 Patienten war das periprostatische Gewebe durch den Tumor ausgedehnt infiltriert. Bei 5 Patienten bestand eine Infiltration der Samenblasen, jedoch waren bei keinem dieser Patienten die durch die nervenschonende Modifikation bedingten Resektionsgrenzen infiltriert. Aus diesen Befunden schloß unser Pathologe, daß keine Anzeichen bestünden, daß die nervenschonende Modifikation eine ausreichende Tumorentfernung gefährdete, was primär durch das Tumorausmaß und nicht durch die operative Technik bestimmt wurde [1].

Tabelle 3. Pathologische Befunde bei 414 konsekutiven radikalen Prostatektomien

Klinisches Stadium	Anzahl der Patienten	Pathologische Befunde				
		Nicht organ-über-schreitend	Kapsel-pene-tration	Samenblasen-beteiligung	Positive Resektions-grenzen	Positive Lymph-knoten
A1	16	94%	6%	0%	0%	0%
A2	40	83%	17%	15%	15%	10%
B1N	78	82%	18%	3%	3%	0%
B1	196	65%	35%	10%	9%	3%
B2	84	29%	71%	31%	19%	23%
Gesamtzahl	414	64%	36%	13%	10%	7%

Kürzlich haben wir unsere Ergebnisse aufgrund der pathologischen Befunde bei 414 konsekutiven radikalen Prostatektomien, die bei Karzinomen des klinischen Stadiums A und B durchgeführt wurden, aktualisiert (Tabelle 3). Insgesamt hatten 5% der Patienten positive Resektionsgrenzen. Die Anzahl der Patienten mit positiven Resektionsgrenzen war stets gleich oder geringer als diejenige mit Beteiligung der Samenblasen und fast identisch mit der Anzahl der Patienten mit positiven Beckenlymphknoten. Dies bestätigt unseren Eindruck, daß jene Patienten mit positiven Resektionsgrenzen ein ausgedehntes Krankheitsstadium haben und zu der Gruppe von Patienten gehören, die ein hohes Risiko für die Entwicklung einer Metastasierung haben.

Die Wirksamkeit dieser operativen Technik kann nur durch langfristige Nachuntersuchungen gesichert werden, die durchgeführt werden, um festzustellen, ob die Ergebnisse der hier beschriebenen Technik vergleichbar mit denen der radikalen Standardprostatektomie sind oder nicht. Um diesen Vergleich zu ermöglichen, wurde weder eine Bestrahlungstherapie noch eine Hormontherapie durchgeführt, so daß wir in der Lage sind, die Auswirkungen der alleinigen radikalen Prostatektomie auf das Prostatakarzinom zu untersuchen. 320 Männer wurden über 1 bis 5 Jahre nachuntersucht (s. Tabelle 1). 10 Patienten hatten als erstes Zeichen eines Mißerfolges Fernmetastasen entwickelt. Alle 10 Patienten hatten eine ausgedehnte Infiltration des periprostatischen Gewebes, und bei 8 Patienten wurden die neurovaskulären Bündel entfernt. Bei 5 dieser 10 Patienten waren die Samenblasen infiltriert, und 2 Patienten hatten positive Beckenlymphknoten. 3 weitere Patienten entwickelten ein Lokalrezidiv als erstes Zeichen des Behandlungsmißerfolges. 2 Patienten befanden sich im klinischen Krankheitsstadium B2 mit ausgedehnter periprostatischer Infiltration des Weichteilgewebes sowie positiven Resektionsgrenzen, und ein Patient im Krankheitsstadium B1 mit ausgedehnter periprostatischer Infiltration hatte eine Beteiligung der Samenblasen.

Gestützt auf unsere Erfahrung mit der radikalen Prostatektomie vor Entwicklung der nervenschonenden Technik nehmen wir an, daß ungefähr 10% der Patienten in den ersten 5 postoperativen Jahren ein Lokalrezidiv als erstes Zeichen eines Therapieversagens entwickeln werden. Schellhammer veröffentlichte eine Versagerquote von 10% in den ersten 5 Jahren bei Patienten mit klinischem Krankheitsstadium A und B [12]. Bei längerfristigen Nachuntersuchungen in dieser Gruppe stieg die Versagerquote auf nur 15%. Daher werden die meisten Lokalrezidive in den ersten 5 Jahren entdeckt. Wir überwachen unsere Patientengruppe engmaschig. Es muß noch mehr Zeit vergehen, um festzustellen, ob die Gesamtrate der Lokalrezidive während der nächsten 4 Jahre die 10%-Rate (29 Patienten) überschreiten wird.

Die Kosten einer medizinischen Behandlung sind eine wichtige Angelegenheit und gehen jeden Operateur an. Tatsächlich sind in der Vergangenheit die Gesamtkosten für eine chirurgische Behandlung des Prostatakarzinoms nie genau berechnet worden. Wir haben kürzlich die medizinischen Gesamtkosten (präoperative Untersuchung, Krankenhauskosten und Arztkosten) bei 12 Patienten ermittelt, bei denen eine radikale retropubische Prostatektomie durchgeführt wurde und die sich 10 Tage im Krankenhaus aufhielten. Die durchschnittlichen Gesamtkosten beliefen sich auf US$ 9000 (von 8500−9500 US$). Wurde der Krankenhausaufenthalt auf 7 Tage begrenzt, konnten diese Kosten um US$ 1000 gesenkt werden. Diese Ausgaben sind mit den Gesamtkosten für eine externe Strahlentherapie beim lokalisierten Prostatakarzinom vergleichbar, die an unserem Krankenhaus durchschnittlich US$ 9000 betragen.

Zukunftsperspektiven

Die radikale Prostatektomie ist wie andere Tumoroperationen am besten für Patienten mit einem früh lokalisierten Krankheitsstadium geeignet. Jedoch ging man in der Vergangenheit davon aus, daß die Morbidität dieser Operation zu hoch war, um eine Krankheit zu behandeln, deren Ausbruch so früh entdeckt worden war und die bei konservativer Behandlung einen verzögerten Verlauf zeigte. Verbesserungen der chirurgischen Anatomie der Prostata haben es heute möglich gemacht, die Morbidität dieser Operation zu verringern. Durch Reduktion des Blutverlustes kann eine exaktere Operation durchgeführt werden mit weniger Bluttransfusionen, verbesserter Übersicht, mit weiter gezogenen Resektionsgrenzen, als es früher bei fortgeschritteneren Tumoren möglich war, mit einer verringerten Anzahl an Lungenembolien und einer verbesserten Geschlechtsfunktion sowie postoperative Urinkontinenz.

Durch die Verringerung der Morbidität des operativen Vorgehens ist es jetzt möglich, diese Operation mit gutem Gewissen einer größeren Gruppe von Patienten anzubieten. Heute ist es sicher, daß viele Patienten mit dem geringvolumigen Krankheitsstadium A ohne Behandlung eine Progression entwickeln, und von daher ist die radikale Prostatektomie eine akzeptable Möglichkeit für genau dieselbe Gruppe von jungen Patienten, die diese Operation in der Vergangenheit für unannehmbar hielten [2]. Durch die Anwendung verbesserter Untersuchungsmethoden, wie der Sonographie, können mehr Patienten mit früh lokalisiertem Prostatakarzinom erkannt werden. Weiterhin ist es durch die Anwendung besserer Staging-Techniken einschließlich verbesserter bildgebender Verfahren und Tumormarkern wie prostataspezifisches Antigen möglich, jene Patienten zu erkennen, die wahrscheinlich am meisten von einer radikalen Prostatektomie profitieren.

Zusammenfassung

Die Morbidität der radikalen Prostatektomie ist durch das bessere Verständnis der chirurgischen Anatomie der Prostata reduziert worden. Die Beschreibung der Anatomie des dorsalen Venenkomplexes hat zu Modifikationen der chirurgischen Technik geführt, die wiederum den Blutverlust vermindert und die chirurgische Freilegung verbessert haben. Durch eine zusätzliche Epiduralanästhesie sowie eine präoperative autologe Bluttransfusion wurden die benötigten heterologen Bluttransfusionen auf 2% aller Fälle und die ernsten perioperativen Komplikationen wie Lungenembolien auf 0,3% reduziert. Die Beschreibung der Anatomie des Beckenplexus sowie die Erkenntnis, daß die neurovaskulären Leitungsbahnen als makroskopischer Wegweiser zur Identifizierung der mikroskopischen Nervi cavernosi dienen, hat es dem Chirurgen möglich gemacht, zum Zeitpunkt der Operation zu entscheiden, ob die neurovaskulären Leitungsbahnen sicher erhalten werden können oder großzügig mit dem Exidat entnommen werden. Das primäre Ziel aller chirurgischen Zugänge beim Prostatakarzinom muß die Exzision des gesamten Tumors sein; der Erhalt der Geschlechtsfunktion sollte erst in zweiter Linie in Betracht gezogen werden. Bei Berücksichtigung dieser Gesichtspunkte waren von 320 Patienten 74% postoperativ potent. Bei Patienten, bei denen es notwendig war, ein neurovaskuläres Bündel zu exzidieren, waren 69% potent. Zusätzlich zu den Verbesserungen in bezug auf die postoperative Geschlechtsfunktion wurde die postoperative Inkontinenzinzidenz reduziert. Die durch die radikale Prostatektomie entstehenden Gesamtkosten reichen von US$ 8500 bis 9500 und sind denen einer extrakorporalen Strahlentherapie vergleichbar.

Durch die Reduktion der Gesamtmorbidität hoffen wir, daß mehr Männer mit lokal begrenzten Tumoren sich einer radikalen Prostatektomie unterziehen werden, da es sich hierbei um die Therapieform mit der höchsten Heilungswahrscheinlichkeit sowie einer ausgezeichneten postoperativen Lebensqualität handelt.

Literatur

1. Eggleston JC, Walsh PC (1985) Radical prostatectomy with preservation of sexual function: pathological findings in the first 100 cases. J Urol 134:1146−1148
2. Epstein JI, Paull G, Eggleston JC, Walsh PC (1986) Prognosis of untreated stage A1 prostatic carcinoma: A study of 94 cases with extended followup. J Urol 136:837−839
3. Fowler JE Jr, Clayton M, Roohallah S, Mouli K, Ojeda L, Ray PS (187) Early experience with Walsh technique of radical retropubic prostatectomy. Urology 29:22−246
4. Hinman F (1976) Male incontinence: Relationship of physiology to surgery. J Urol 115:274−276
5. Lepor H, Gregerman M, Crosby R, Mostofi FK, Walsh PC (1985) Precise localization of the autonomic nerves from the pelvic plexus to the corpora caveeosa: A detailed anatomical study of the adult male pelvis. J Urol 133:207−212
6. McLaughlin AP III (1979) Radical retropubic prostatectomy. In: Harrison JH, Gittes RF, Perlmutter AD, Stamey TA, Walsh PC:Campbell's textbook of urology, 4th edn. WB Saunders, Philaelphia, pp 2318−2326
7. Modig J (1982) Thromboembolism and blood los. Continuous epidural block versus general anesthesia with controlled ventilation. Regional Anesthesia 7:S84−S88

8. O'Donnell PD, Finan B (1987) Urinary continence following nerve sparing radical prostatectomy. J Urol 17:225A
9. Peters CA, Walsh PC (1985) Blood transfusion and anesthetic practices in radical retropubic prostatectomy. J Urol 134:81–83
10. Peters PC (1983) Radical retropubic prostatectomy. In: Glenn JF (ed) Urologic surgery, 3rd edn. Lippincott, Philadelphia, pp 949–955
11. Reiner WG, Walsh PC (1979) An anatomical approach to the surgical management of the dorsal vein and Santorini's plexus during radical retropubic surgery. J Urol 121:198–200
12. Schellhammer PF: Radical prostatectomy. Patterns of local failure and survival in 67 patients. Submitted for publication
13. Walsh PC (1980) Radical prostatectomy for the treatment of localized prostatic carcinoma. In: Droller MJ (guest ed) Urologic clinics of North America, vol 7, No. 3, pp 583–591. WB Saunders, Philadelphia
14. Walsh PC (1984) Radical retropubic prosttectomy and cystoprostatectomy: Surgical technique for preservation of sexual function. A film produced by Aegis Productions Inc and distributed by Norwich Eaton Pharmaceuticals Inc
15. Walsh PC (1985) Radical prostatectomy with preservation of sexual function: Evolution of a surgical procedure. AUA Update Series Lesson 5, volume V
16. Walsh PC (1986) Radical retropubic prostatectomy. In: Walsh PC, Gittes RF, Perlmutter AD, Stamey TA (eds) Campbell's textbook of urology, vol 3, 5th edn. WB Saunders, Philadelphia, pp 2754–2775
17. Walsh PC, Donker PJ (1982) Impotence following radical prostatectomy: Insight into etiology and prevention. J Urol 128:492–497
18. Walsh PC, Lepor H, Eggleston JC (1983) Radical prostatectomy with preservation of sexual function: Anatomical and pathological considerations. Prostate 4:473–485
19. Walsh PC, Epstein JI, Lowe FC: Potency following radical prostatectomy with wide unilateral excision of the neurovascular bundle. J Urol (in press)

Schwellkörperinjektionstherapie nach radikaler Prostatektomie

W. STURM[1]

Einleitung

Die radikale Prostatektomie ist nach wie vor die einzige Therapieform des lokal begrenzten Prostatakarzinoms mit kurativer Zielsetzung. Nur wegen der hohen Nebenwirkungsrate werden Alternativtherapien, wie die Strahlentherapie, akzeptiert.

Neben der eher seltenen Inkontinenz muß je nach Lokalisation des Karzinoms mit einer postoperativen Impotenzrate von 80%–100% gerechnet werden [2]. Auch die von Walsh et al. [3] entwickelte nervschonende Operationsmethode garantiert nicht den Erhalt der Erektionsfähigkeit.

Jahrelang galt die durch eine radikale Prostatektomie verursachte Erektionsstörung als unabänderliches Schicksal. Auch wenn zum Zeitpunkt der Operation das Hauptaugenmerk der Patienten auf die Grunderkrankung gerichtet ist, stellt sich nach der Genesungszeit in den meisten Fällen das Verlangen nach Geschlechtsverkehr wieder ein. Als Lösung des Problems kam lediglich die Implantation einer Penisprothese in Frage. Vor einer erneuten Operation schreckten jedoch die meisten Patienten zurück.

Seit Einführung der Schwellkörperinjektionstherapie zur Behandlung der erektilen Dysfunktion steht eine nichtoperative Therapie der organisch bedingten Impotenz zur Verfügung, wobei es zu prüfen galt, ob diese Behandlung auch nach radikaler Prostatektomie möglich ist.

Material und Methode

Von Februar 1988 bis Juni 1988 wurden alle Patienten der Urologischen Klinik Großhadern, bei denen eine radikale Prostatektomie vorgenommen worden war, wegen etwaiger Erektionsstörungen nachuntersucht.

Von insgesamt 71 Männern, die von 1979 bis 1987 radikal prostatektomiert worden waren, sind drei (4%) gestorben. Zwei Patienten (3%) sind unbekannt verzogen. 66 Männer konnten befragt werden.

20 (30%) Patienten mußten sich wegen einer Tumorprogression einer antiandrogenen Therapie unterziehen und kamen deshalb für eine weitere Behandlung der erektilen Dysfunktion nicht in Frage.

Die verbleibenden 46 Patienten lassen sich in drei Gruppen einteilen (Tabelle 1). Drei Männer geben nach dem Eingriff keinerlei Verschlechterung der Potenz

---

[1] Hochstraße 16, D-8380 Landau/Isar

G. Staehler und P.G. Fabricius (Hrsg.)
Das Prostatakarzinom. Diagnostik und Therapie
© Springer-Verlag Berlin Heidelberg 1990

Tabelle 1. Patienten der Urologischen Klinik des Klinikums Großhadern, die von 1978 bis Mitte März 1988 radikal prostatektomiert wurden

	Anzahl	(%)
Radikal prostatektomiert (insgesamt)	71	100
davon Verstorben	3	4
Nicht erreichbar	2	3
Radikal prostatektomiert (befragt)	66	93
Radikal prostatektomiert (befragt)	66	100
davon Plastisch orchiektomiert	20	30
Nicht plastisch orchiektomiert	46	70
Nicht radikal prostatektomiert	46	100
davon Präoperativ impotent	3	6,5
Postoperativ potent	3	6,5
Postoperativ impotent	40	87
Postoperativ impotent	40	100
davon Therapie abgelehnt	22	55
Therapie gewünscht	18	45
Therapie gewünscht	18	100
davon Kontraindikationen	4	22,2
Behandlungsversuch	14	77,8

an. 6,5% (3 Männer) waren bereits vor der Prostatektomie impotent. Alle übrigen vor dem Eingriff potenten Männer klagten über Erektionsstörungen, die einen Geschlechtsverkehr unmöglich machten.

Von den 40 impotenten Patienten lehnten 22, also ungefähr die Hälfte, aus verschiedenen Gründen eine Behandlung ab. Die restlichen 18 interessierten sich für eine Therapie der erektilen Dysfunktion. Wegen Kontraindikationen konnten vier nicht behandelt werden. Außer ehemaligen Patienten der Urologischen Klinik Großhadern wurden auch 15 auswärts radikal prostatektomierte Männer in die Studie aufgenommen, so daß insgesamt 29 Patienten, die nach einer radikalen Prostatektomie an einer Impotenz litten, in die Studie aufgenommen werden konnten.

Bei sämtlichen Patienten wurde die erektile Dysfunktion differentialdiagnostisch abgeklärt, wobei nach dem von Porst [1] angegebenen Schema vorgegangen wurde.

Neben Anamnese und spezifischer psychosexueller Anamnese wurden die körperliche Untersuchung und eine Basislaborabklärung vorgenommen. Daran schlossen sich die Dopplersonographie der Penisarterien und eine pharmakodynamische penile Dopplersonographie an. Fakultativ wurden spezifische invasive und weitergehende Untersuchungen wie die dynamische Kavernosographie, Arteriographie, spezifische neurophysiologische Verfahren und spezielle psychologische Diagnostiken zur Sicherung der Diagnose angewandt. Bei der pharmakodynamischen Dopplersonographie wurde eine Testdosis von 25 mg Papaverin in einen der beiden Schwellkörper injiziert und zehn Minuten später die Dopplersonographie durchgeführt. Anschließend erfolgte eine Dosisanpassung, und ggf. wurde ein Phentolamin-Papaverin-Gemisch angewandt. Kam es mit 25 mg Papaverin zu keiner vollständigen Erektion, so wurden zunächst 50 mg und dann 80 mg Papaverin injiziert. Bei unzureichender Erektion verwendeten wir ein Papaverin-Phentol-amin-Gemisch, beginnend mit 30 mg/1 mg bis zu einer Höchstdosis von 90 mg/3 mg. Ließ sich auch dadurch keine befriedigende Erektion erzielen, so wurde eine dynamische Kavernosographie zum Ausschluß eines venösen Lecks an-geschlossen.

Ergebnisse

Bei 22 (76%) von 29 Patienten erzeugte die interkavernöse Injektion von Papaverin und/oder Phentolamin eine vollständige Erektion. Bei 7 (24%) führte die Therapie nicht zum Erfolg. Von den 22 erfolgreich behandelten Patienten genügte bei 14 (64%) die Papaverinmonosubstanz, 8 (36%) benötigten zusätzlich Phentolamin (Tabelle 2).

Bei 2 Männern (6,9%) kam es nach der Injektion von 25 mg Papaverin zu einer prolongierten Erektion. Ein Patient konnte deshalb auf 6,25 mg Papaverin einge-

Tabelle 2. Bewertung des SKAT-Tests

	Patienten-nummer	Therapie erfolgreich	Dosis (mg)
Positiv	1	ja	30/0
	5	ja	30/0
	13	ja	12,5/0
	15	ja	6,25/0
	18	ja	30/0
	20	ja	25/0
	21	ja	15/0
	28	ja	25/0
Eingeschränkt positiv	2	ja	50/0
	6	ja	30/1
	7	ja	30/1
	9	ja	50/0
	10	ja	30/1
	14	ja	50/0
	16	ja	40/0
	19	ja	60/2
	22	ja	40/1,3
	23	ja	80/0
	24	ja	60/2
	26	ja	60/2
	27	ja	90/3
	29	ja	40/0
Negativ	3	nein	
	4	nein	
	8	nein	
	11	nein	
	12	nein	
	17	nein	
	25	nein	

stellt werden, er entwickelte auf die Testdosis von 25 mg eine verlängerte Erektion, die nach vier Stunden durch Injektion von 2 mg Metaraminol beendet werden konnte. Bei einem Patienten führte die Injektion von 25 mg Papaverin zu einer Erektion von dreieinhalb Stunden, es kam dann innerhalb einer halben Stunde zu einer spontanen Rückbildung. Lokale Nebenwirkungen, wie Hämatombildungen, traten zweimal auf. Weitere Komplikationen konnten nicht beobachtet werden.

Diskussion

Patienten, die sich einer radikalen Prostatektomie unterzogen, mußten mit einer Impotenzrate bis zu 100% [2] rechnen. Von den von uns untersuchten Männern waren von 43 präoperativ potenten immerhin 40 (93%) postoperativ impotent.

Auch nach der nervschonenden Operation nach Walsh beträgt die Impotenzrate ungefähr 30% [3]. Berücksichtigt man, daß die nervschonende Methode in vielen Fällen auch aus Gründen der Radikalität nicht durchgeführt werden kann, so muß mit einer Impotenzrate von über 50% nach radikaler Prostatektomie gerechnet werden.

In Anbetracht des Alters der Patienten, das bei uns zwischen 47 und 74 Jahren mit einem arithmetischen Mittel von 62,8 Jahren lag, ist offensichtlich, daß bei erfolgreicher Genesung viele Patienten noch Geschlechtsverkehr durchführen wollen. Ein Bedarf für eine nicht-invasive Therapie zeigt sich allein aus der Zahl der Interessierten, aber auch aus der Zahl der Patienten, die auswärts operiert waren und sich wegen der Impotenz nach radikaler Prostatektomie in unserer Klinik vorstellten.

Entscheidend für eine Annahme der Therapie ist auch der Zeitraum zwischen Operation und Befragung gewesen. Im Durchschnitt lagen zwischen durchgeführter Operation und der von uns angebotenen Therapie der erektilen Dysfunktion 32 Monate.

Bei allen 29 präoperativ potenten und postoperativ impotenten Männern zeigte sich eine neurogene und/oder vaskuläre Ursache der erektilen Dysfunktion. Eine allein psychogen bedingte Störung ist lediglich bei dem Patienten nicht auszuschließen, der mit der niedrigen Dosierung von 6,25 mg Papaverin ausreichende Erektionen erzielt.

Ablehnungsgründe der Schwellkörperinjektionstherapie nach radikaler Prostatektomie waren eine bestehende Inkontinenz, die ablehnende Haltung der Partnerinnen, der zeitliche Therapieaufwand und die örtliche Entfernung. Ein Mann gab eine schwere Erkrankung der Ehefrau als Hinderungsgrund an. Aber immerhin drei Patienten gaben als Gründe an, daß sie postoperativ keine Libido mehr verspürten und deshalb auch keine Therapie wünschten. Bei diesen drei Patienten lag die Operation durchschnittlich 41/2 Jahre und damit erheblich länger als in der übrigen Gruppe zurück. Ein denkbarer Grund für die Haltung dieser Patienten ist die stattgehabte Verarbeitung der Impotenz nach diesem langen Zeitpunkt. Sechs Patienten gaben nicht an, weswegen sie eine Abklärung ihrer erektilen Dysfunktion und ggf. eine Therapie ablehnten.

Von den 22 Patienten, die mit der Schwellkörperinjektionstherapie ausreichend kräftige Erektion erzielten, waren alle glücklich, wenigstens einmal in 14 Tagen die Möglichkeit eines Geschlechtsverkehrs mit ihrer Partnerin zu haben.

Das Optimum innerhalb dieser Therapie stellt die Selbstinjektion zu Hause dar, die jedoch nur von etwa der Hälfte der hierfür geeigneten Patienten angestrebt wurde.

Zusammenfassung

Die Therapie der postoperativen Impotenz nach radikaler Prostatektomie mittels interkarvernöser Injektion vasaktiver Substanzen führte bei etwa 75% der postoperativ impotenten Patienten zu einer für den Geschlechtsverkehr ausreichenden Erektion. Schwerwiegende Komplikationen sind bei gewissenhafter Anwendung relativ selten und lassen sich mit größerer Erfahrung noch weiter reduzieren. Die Aussichten auf diese Therapiemöglichkeit helfen den Patienten auch präoperativ, sich für eine radikale Prostatektomie und damit die einzige kurative Therapie zu entscheiden.

Über Langzeitergebnisse können zum jetzigen Zeitpunkt noch keine Aussagen gemacht werden, ein positiver Aspekt zeichnet sich allerdings deutlich durch die Verwendung neuer nebenwirkungsärmerer Medikamente, z. B. Prostaglandin E1, ab.

Literatur

1. Porst H (1987) Erektile Impotenz, 1. Aufl. Enke, Stuttgart
2. Walsh PC, Donker PJ (1982) Impotence following radical prostatectomy: insight into etiology and prevention. J Urol 128:492–497
3. Walsh PC, Lepor H, Eggleston JC (1983) Radical prostatectomy with preservation of sexual function: anatomical and pathological consideration. Prostate 4:473–485
4. Zorgniotti AW, Lefleur RS (1985) Auto-injection of the corpus cavernosum with vasoactive drug combination for vasculogenic impotence. J Urol 133:39–41

Laserbehandlung des lokalisierten Prostatakarzinoms

H. O. BEISLAND [1]

Einleitung

Lokalisiertes Prostatakarzinom ist definitionsgemäß Tumorwachstum innerhalb der Drüse ohne Lymphknotenmitbeteiligung oder Fernmetastasen. Mit geeigneten Behandlungsmaßnahmen müßte es theoretisch möglich sein, diese Patienten zu heilen, und dafür ist die Anwendung von radikaler Prostatektomie, externer Strahlenbehandlung und radioaktiven Implantaten seit Jahren praktiziert worden.

Gute Erfahrungen mit dem Neodymium-YAG-Laser bei der Behandlung von Blasentumoren gaben den Anstoß zu Versuchen mit Laserbehandlung auch beim lokalisierten Prostatakarzinom [2, 4, 11, 12]. Die theoretischen Überlegungen waren folgende: Zuerst möglichst vollständige transurethrale Resektion bis zur Kapsel, danach systematische Laserkoagulation der Kapsel zwecks Zerstörung rückständigen Tumorgewebes. Wäre es möglich, diese Behandlung in einfacher und sicherer Weise durchzuführen, könnte die Kombination TUR/Laser eine Alternative zu bisherigen Behandlungen darstellen.

Material und Methode

Das Krankengut besteht aus 101 Patienten im Alter von 51−86 (im Durchschnitt 69) Jahren. Klinisches Stadium und histologische Differenzierung der Tumoren sind in Tabelle 1 zusammengestellt. Die Beobachtungszeit beträgt 6−81 Monate. Für die klinische Stadiumklassifikation des Tumors wird das TNM-System verwendet. Durch rektale Palpation und transrektales Ultraschallverfahren läßt sich die lokale Ausbreitung des Tumors bestimmen. Die transrektale Sonographie wird auch genutzt, um die Vollständigkeit der Resektion zu beurteilen.

Untersuchungen für eventuelle Fernmetastasen sind Blutanalysen (Hämoglobin, Senkungsreaktion, Kreatinin, saure und alkalische Phosphatasen, Bilirubin und seit kurzem auch prostataspezifisches Antigen), Röntgenaufnahmen (Thorax, Lendenwirbelsäule, Becken) und in Zweifelsfällen auch die Knochenszintigraphie.

Der Nachweis einer Lymphknotenmitbeteiligung wird nicht routinemäßig erbracht.

Die histologische Differenzierung des Tumors wird gemäß der WHO-Definition an den Resektionspräparaten nach Gradeinteilung durchgeführt.

[1] Aker Hospital, Jupiterveien 5, 0514 Oslo 5, Norwegen

G. Staehler und P.G. Fabricius (Hrsg.)
Das Prostatakarzinom. Diagnostik und Therapie
© Springer-Verlag Berlin Heidelberg 1990

Tabelle 1. Klinisches Stadium und histologische Differenzierung der Tumoren bei 101 Patienten mit lokalisiertem Prostatakarzinom, behandelt mit TUR und Neodym-YAG-Laserbestrahlung

Klinisches Stadium	Histologische Gradierung		
	G-1	G-2	G-3
T-1 (n = 55)	38	16	1
T-2 (n = 46)	19	22	5

Tabelle 2. Komplikationen nach Laserbehandlung des lokalisierten Prostatakarzinoms bei 101 Patienten

Perioperative Komplikationen	0	
Postoperative Komplikationen	1	Blasenentzündung
	1	Nebenhodenentzündung
	1	Spinales Kopfweh
Spätkomplikationen	0	

Es ist wichtig, daß die „radikale" transurethrale Resektion von einem erfahrenen Urologen ausgeführt wird. Bleibt nach der Resektion zu viel Gewebe zurück, ist eine nochmalige Resektion angezeigt.

Die Laserbehandlung findet 3–5 Wochen nach der Resektion statt, denn die Kapselwand muß frei von anhaftenden Blutgerinnseln oder Schorfen sein. Anfangs haben wir die Laserkoagulation nur transurethral durchgeführt, aber bei diesem Zugang ist es unmöglich, die apikalen Bereiche zu erreichen, weil der Lichtleiter nur bis zu 90 Grad biegbar ist. Deshalb wird die Koagulation der apikalen Bereiche durch ein suprapubisch eingeführtes Trokarzystoskop ergänzt.

Mit Einzelpulsen von 45–50 W für 4 s wird die ganze Kapsel systematisch koaguliert. Der grauweiße Farbton der koagulierten Bereiche markiert deutlich die Grenze gegenüber unbehandeltem Gewebe. Während der Koagulation der dorsalen Wand der Kapsel muß nach je 10 Pulsen eine Pause von 1–2 min eingeschaltet werden, um Hitzeschäden des Rektums zu vermeiden. Die Kochsalzspülung soll während dieser Pause weiterlaufen, um die Temperatur so schnell wie möglich zu normalisieren.

Die Laserbehandlung wird in Spinalanästhesie gemacht. Die Patienten behalten den Blasenkatheter bis zum nächsten Morgen und werden dann aus der stationären Behandlung entlassen.

Die Patienten werden 2 Jahre lang alle 3 Monate und danach alle 6 Monate kontrolliert. Die Urethrozystoskopie erfolgt nur einmal (nach 3 oder 6 Monaten), um die Epithelialisierung der Kapsel und die Abflußverhältnisse zu beurteilen. Bei jeder Kontrolle werden die präoperativen Blutanalysen wiederholt. Die Prostata wird palpatorisch und mit Ultraschall untersucht. Wenn Tumorverdacht vorliegt, werden Biopsien entnommen. Röntgenaufnahmen oder Knochenszintigraphie werden jährlich wiederholt.

Für die Beurteilung der Resultate unterscheiden wir zwischen Karzinomfreiheit und Mißerfolg. Die Kriterien für Mißerfolg sind: Entstehung von Fernmetastasen, anhaltende Erhöhung von sauren Phosphatasen und prostataspezifischem Antigen, Tumorwachstum durch die Kapsel hindurch oder Tumorrezidiv innerhalb der Kapsel, histologisch als Karzinom verifiziert.

Ergebnisse

Perioperative Komplikationen traten nicht ein. In der postoperativen Phase traten vereinzelt akute Blasenentzündung, akute Nebenhodenentzündung und spinale Kopfschmerzen auf, die zu einer Verlängerung der Hospitalisierung führten (Tabelle 2). Während der ersten Wochen wird die Miktion oftmals als leicht unangenehm empfunden. Spätkomplikationen wie Inkontinenz, Harnröhrenstrikturen oder anhaltende Harnwegsinfektionen wurden nicht beobachtet.

Neunzig Patienten werden als karzinomfrei beurteilt. Miktionsverhältnisse und Potenz verhalten sich wie nach Prostataresektion allein. Gemäß den Prinzipien für Aktuaranalysen sind die karzinomfreien Überlebensraten 98% nach einem Jahr, 90% nach 2 Jahren, 88% nach 3 Jahren und 86% nach 4–7 Jahren (Abb. 1).

Mißerfolge der Behandlung sind in 11 Fällen eingetreten. Die meisten manifestierten sich 12–24 Monate nach der Behandlung. Bei 5 Patienten kam es zu Lokalrezidiven mit Tumorwachstum außerhalb der Kapsel. Drei von ihnen waren jedoch unter den ersten 10 Patienten, die nur über den transurethralen Zugang laserkoaguliert wurden. Bei 6 Patienten entwickelten sich Fernmetastasen; 5 von diesen hatten G-3-Tumoren. Bei 3 Patienten mit Tumorrezidiv innerhalb der Kapsel wurde die Laserkoagulation wiederholt. Sie sind 36, 29 und 13 Monate nach der zweiten Sitzung karzinomfrei.

Diskussion

Die Eindringtiefe des Laserlichtes in Gewebe beträgt etwa 5–6 mm [8]. Es ist deshalb sehr wichtig, die transurethrale Resektion so vollständig wie möglich zu machen. Eine zweite Resektion, die bei uns nur im Bedarfsfall erfolgt, ist bei anderen Autoren Standardverfahren [10].

Karzinomgewebe ist häufig in den apikalen Bereichen der Prostata lokalisiert. Eine komplette Koagulation dieser Bereiche ist erforderlich. Hierzu ist das Trokarzystoskop durch die Blase geeignet. Die meisten Lokalrezidive in unserem Kollektiv entstanden in diesem Bereich, wenn nur auf transurethalem Wege koaguliert worden war.

Es ist dokumentiert worden, daß Darmgewebe wärmeempfindlicher ist als die Harnwegsorgane [9]. Um eine Schädigung des Rektums zu vermeiden, muß die Koagulation an der dorsalen Lagenwand stufenweise erfolgen [3].

Die richtige Klassifikation des Tumorstadiums ist wichtig für die Entscheidung zu den verschiedenen Behandlungsalternativen. Bei Patienten, die Kandidaten für Laserbehandlung sind, ist eine visuelle Darstellung der Prostatakapsel erforder-

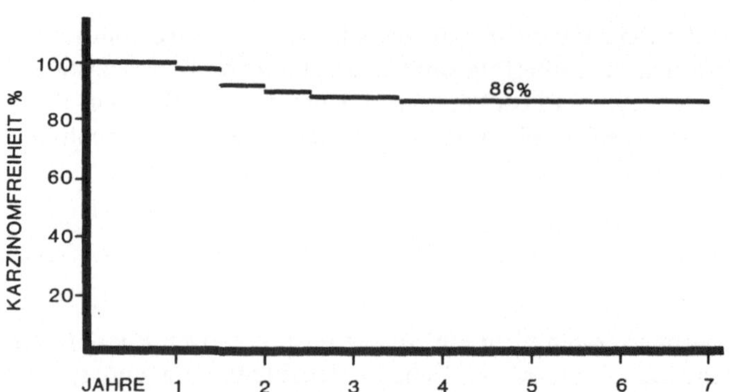

Abb. 1. Aktuaranalyse der Karzinomfreiheit nach TUR- und Neodym-YAG-Laserbehandlung bei 101 Patienten mit lokalisiertem Prostatakarzinom

lich. Hierfür ist die transrektale Sonographie am besten geeignet. Ultraschalluntersuchungen sollen vom Urologen selbst vorgenommen werden. Auch bei den Nachuntersuchungen ist die Sonographie unentbehrlich, was sowohl für den Nachweis von Rezidiven als auch für die Entnahme von gezielten Biopsien gilt.

Obwohl die Observationszeit kurz ist, sind die bisherigen Ergebnisse befriedigend. Sie lassen sich mit den Resultaten nach Strahlenbehandlung und radioaktiven Implantaten vergleichen, denen sie sogar überlegen scheinen [1, 6, 7]. Mit verbesserter Technik und zunehmender Erfahrung können die lokalen Rezidive weitgehend reduziert werden.

Fünf der Patienten, die Fernmetastasen entwickelten, hatten ursprünglich G-3-Tumoren. Wahrscheinlich war schon zum Zeitpunkt der Behandlung ein Lymphknotenbefall vorhanden. Es ist bekannt, daß die Lymphknotenmetastasierung mit abnehmender Differenzierung des Tumors (G3) zunimmt [5, 13, 14]. Eine operative Lymphknotenausräumung zur Klassifizierung des Tumors (Staging-Lymphadenektomie) haben wir nicht gemacht, denn das Ziel ist die Entwicklung einer Technik für die lokale Kontrolle des Tumors gewesen.

Für die endgültige Bewertung der Methode ist eine längere Observationszeit notwendig. Es konnte aber festgestellt werden, daß diese Behandlungsmodalität mit minimalen Komplikationen und Funktionsstörungen behaftet ist, wodurch nur sehr wenige Patienten, z. B. wegen hohen Alters oder schlechten Allgemeinzustandes, vom Behandlungsangebot ausgeschlossen sind.

Literatur

1. Bagshaw MA (1984) Radiotherapy of prostatic cancer. Stanford University experience. Prog Clin Biol Res 153:493–512
2. Beisland HO, Sanders S (1986) First clinical experiences on Neodymium-YAG laser irradiation of localized prostatic cancer. Scand J Urol Nephrol 20:113–117
3. Beisland HO, Stranden E (1984) Rectal temperature monitoring during Neodymium-YAG laser irradiation for prostatic carcinoma. Urol Res 12:257–259

4. Böwering R, Hofstetter A, Keiditsch E, Frank F (1979) Irradiation of prostatic carcinoma by Neodymium-YAG laser. Optics and Photonics Applied to Medicine 211:16−20
5. Fowler JE, Whitmore WF (1981) The incidence and extent of pelvic lymph node metastases in apparently localized prostatic cancer. Cancer 47:2941−2945
6. Grossmann HB, Batata M, Hilaris B, Whitmore WF (1982) ^{125}I implantation for carcinoma of prostate. Further follow-up of first 100 cases. Urology 20:591−598
7. Guerriero WG, Carlton CE, Hudgins PT (1980) Combined interstitiell and external radiotherapy in the definitive management of carcinoma of the prostate. Cancer 45:1922−1928
8. Haldorsson T (1981) Biophysical fundamentals and instrumentation for the endovesical Nd-YAG laser application. Urologe (A) 20:293−299
9. Kronester A, Staehler G, Weinberg W, Keiditsch E (1981) Risk of intestinal damage from endoscopic Neodymium-YAG laser irradiation of bladder tumors. Urologe (A) 20:305−309
10. McNicholas TA, Carter S StC, Wickham JEA, O'Donoghue EPN (1988) YAG Laser treatment of early carcinoma of the prostate. Br J Urol 61:239−243
11. Sander S, Beisland HO (1981) Laser in the treatment of localized prostatic cancer. J Urol 132:280−281
12. Sander S, Beisland HO, Fossberg E (1982) Neodymium-YAG laser in the treatment of prostatic cancer. Urol Res 10:85−86
13. Wilson CS, Dahl SD, Middleton RG (1977) Pelvic lymphadenectomy for the staging of apparently localized prostatic cancer. J Urol 117:197−198
14. Zincke H, Farrow GM, Myers RP, Benson RC, Furlow WL, Utz DC (1982) Relationship between grade and stage of adenocarcinoma of the prostate and regional lymph node metastases. J Urol 128:498−501

Neue Aspekte in der Behandlung des fortgeschrittenen Prostatakarzinoms

N. T. SCHMELLER[1]

Seit der Einführung der kontrasexuellen Therapie durch Huggins und Hodges hat sich die Prognose des metastasierten Prostatakarzinoms nicht wesentlich geändert. Ob diese Standardtherapie überhaupt zu einer Verlängerung der Überlebenszeit führt, ist umstritten. So verglichen Lepor et al. die Überlebenszeit von 75 Patienten, die zwischen 1937 und 1940 behandelt wurden mit der Überlebenszeit von 52 Patienten zwischen 1942 und 1944, also nach Einführung der hormonellen Therapie. Die statistische Analyse zeigte keinen signifikanten Einfluß der Hormontherapie auf die Überlebenszeit bei dieser insgesamt jedoch sicher heterogenen Patientengruppe [12].

Antiandrogene

Antiandrogene haben überwiegend eine direkte Wirkung auf die Prostatazelle, indem die Androgenrezeptoren kompetitiv gehemmt werden bzw. eine Translokation des Hormon-Rezeptor-Komplexes in den Kern blockiert wird (Abb. 1). Die derzeit verfügbaren Antiandrogene sind Cyproteronacetat (Androcur®), Flutamid (Fugerel®) und RU23908 (Anandron®). Während das Serumtestosteron unter der Gabe von Cyproteronacetat signifikant abfällt, allerdings nicht bis in den Kastrationsbereich, kommt es unter Flutamid zu einer vorübergehend geringgradigen Erhöhung des Testosteronspiegels, welcher sich jedoch im Verlauf von 6−12 Monaten wieder normalisiert.

Das massive Absinken des Serumtestosterons nach chirurgischer oder medikamentöser Kastration auf etwa 5% des Ausgangswertes ist begleitet von einer Reduktion des Dihydrotestosteron im Prostatatumorgewebe, allerdings nur auf etwa 30% des Ausgangswertes [9]. Diese Tatsache ist eine der theoretischen Grundlagen für die zusätzliche Anwendung von Antiandrogenen.

Tierexperimentelle Untersuchungen zur Gewichtsreduktion der ventralen Prostata und der Bläschendrüse haben sowohl für Flutamid als auch für RU23908 (Anandron®) innerhalb von 28 Tagen einen Rückgang auf etwa 15% des Ausgangswertes ergeben. Unter Kastration kann jedoch innerhalb von 28 Tagen eine Gewichtsreduktion auf etwa 5% erreicht werden. Zwischen Flutamid und RU23908 war bezüglich der Antiandrogenwirkung auf die Prostata der Ratte kein Unterschied zu verzeichnen [3]. In einer anderen Studie wurde dies auch im Vergleich von Flutamid und Cyproteronacetat nachgewiesen. Trotzdem wurden klini-

[1] Urologische Klinik und Poliklinik der LMU, Klinikum Großhadern, Marchioninistr. 15, D-8000 München 70

G. Staehler und P.G. Fabricius (Hrsg.)
Das Prostatakarzinom. Diagnostik und Therapie
© Springer-Verlag Berlin Heidelberg 1990

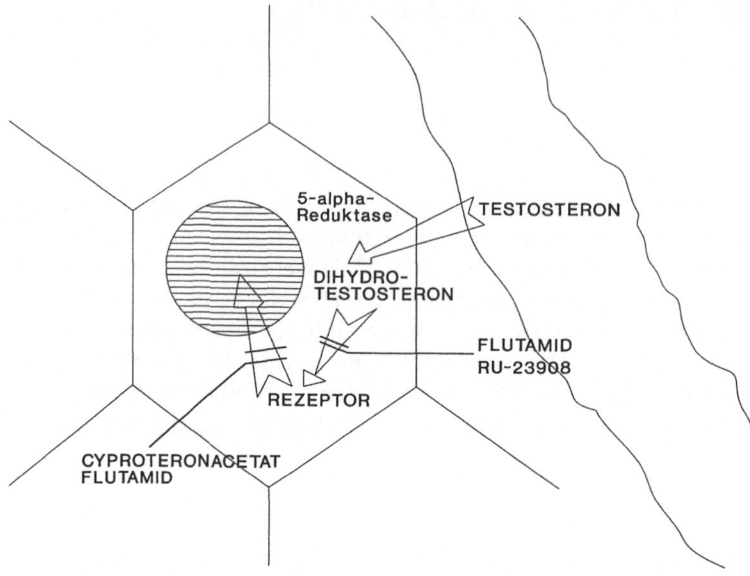

Abb. 1. Wirkungsmechanismus der Antiandrogene auf zellulärer Ebene

sche Studien zur alleinigen Behandlung des metastasierten Prostatakarzinoms durch Antiandrogene durchgeführt.

**Primäre Monotherapie des metastasierten Prostatakarzinoms
durch Antiandrogene**

Bereits 1984 wurde eine multizentrische, randomisierte Doppelblindstudie zur Behandlung des virginellen metastasierten Prostatakarzinoms mit Flutamid (750 oder 1500 mg) oder Diäthylstilböstrol (DES 1 mg) durchgeführt. Weder in der Ansprechrate noch bezüglich der Überlebenszeit konnten signifikante Unterschiede festgestellt werden (Abb. 2). Die mittlere Überlebenszeit der Flutamid-Gruppe war 38,5 Monate und die der DES-Gruppe lag bei 32,8 Monaten. 62% der 30 Patienten in der DES-Gruppe, die primär Schmerzen hatten, wurden schmerzfrei und 77% der 22 Patienten in der Flutamid-Gruppe [15].

Eine ähnliche randomisierte Doppelblindstudie (750 mg Flutamid gegen 3 mg Stilböstrol) wurde von Lund u. Rasmussen 1988 nochmals vorgelegt. Ein Jahr nach Behandlungsbeginn wurde bei 19 auswertbaren Patienten der Flutamid-Gruppe eine partielle Regression in 2 Fällen und eine Stabilisation in 11 Fällen festgestellt und bei 16 auswertbaren Patienten der DES-Gruppe eine komplette Regression in 1, partielle Regression in 3 Fällen und Stabilisation in 4 Fällen. Wiederum bestand kein signifikanter Unterschied [13].

Auch ein Vergleich von Flutamid (750 mg) und Estramustin (560 mg) bei 30 Patienten mit nicht vorbehandeltem metastasiertem Prostatakarzinom zeigte keine signifikanten Unterschiede bezüglich der Mortalität. Allerdings kam es innerhalb

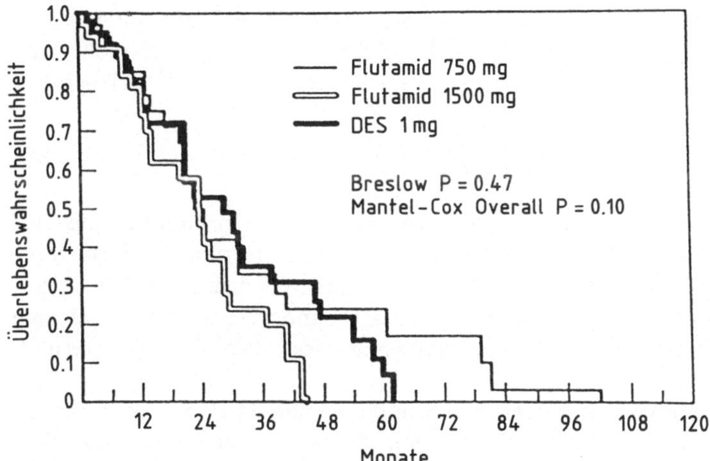

Abb. 2. Überlebenszeit: Doppelblinder Vergleich Flutamid gegen DES beim unvorbehandelten metastasierten Prostatakarzinom. (Mod. nach Neri u. Kassem 1984)

der Beobachtungszeit zwischen einem und zweieinhalb Jahren zu einer Progression in 11 der 14 Flutamid-Patienten, nachdem 13 initial gut angesprochen hatten. Bei den 12 mit Estramustin behandelten Patienten wurde ein primäres Ansprechen in 11 Fällen und eine sekundäre Progression im Behandlungszeitraum nur bei 2 Patienten beobachtet. Dieser Unterschied war statistisch signifikant. Die Autoren zogen den Schluß, daß Flutamid als alleinige Therapie des metastasierten Prostatakarzinoms nicht empfohlen werden kann [10].

Bemerkenswert ist die Erhaltung von Libido und Potenz bei fast allen Patienten der Flutamid-Gruppe. Dieser Effekt scheint durch einen Unterschied der zentralnervösen und peripheren Androgenrezeptoren bedingt zu sein. Bei kastrierten Ratten kann durch eine Implantation von Androgen im präoptischen Nukleus des Hypothalamus die Potenz wiederhergestellt werden. Eine Zerstörung dieses Nukleus führt zur Impotenz. Daher müßte auch ein Effekt von Antiandrogenen, die lokal hier implantiert werden, festzustellen sein. Mit Flutamid oder auch mit Cyproteronacetat präparierte Implantate hatten keinen Effekt (Cyproteronacetat führt bei systemischer Anwendung allerdings zur Impotenz durch die o.e. Senkung des Testosteronspiegels) [15].

Im EORTC-Protokoll Nr. 30761 wurde die Wirkung von Cyproteronacetat (CPA, 250 mg) gegenüber Diäthylstilböstrol (DES, 3 mg) und gegenüber Medroxiprogesteronacetat (MPA, 500 mg) prospektiv randomisiert geprüft. Letzteres war signifikant schlechter bezüglich der Zeit zur Progression und bezüglich der Überlebenszeit als DES oder Cyproteronacetat. Zwischen diesen beiden wiederum konnten keine statistisch signifikanten Unterschiede gesichert werden. Allerdings zeigte sich bei den Patienten im Stadium D (n = 118) bei der Analyse der Zeit zur ersten Progression ein signifikanter Unterschied nur zwischen DES und MPA, jedoch nicht zwischen CPA und MPA, so daß Diäthylstilböstrol in dieser Hinsicht marginal besser war als Cyproteronacetat (p = 0,06). Bemerkenswert hier ist die stati-

stisch signifikante Verlängerung der Überlebenszeit durch DES bzw. CPA gegenüber MPA, wodurch die Verlängerung der Überlebenszeit durch hormonelle Therapie nachgewiesen ist, wenn man davon ausgeht, daß MPA die Überlebenszeit
nicht verkürzt [16].

Antiandrogene bei der sekundären Progression

Bei der Progression nach vorangegangener Kastration bzw. Hormontherapie, also
beim sog. „hormontauben" Prostatakarzinom wird die Bedeutung der Restandrogene aus Nebenniere und peripherer Konversion kontrovers diskutiert. Die chirurgische oder medikamentöse Adrenalektomie zeigt keine wesentlichen objektiven
Erfolgsraten [1]. Zudem ist die Nebenwirkungsrate dieser Behandlung unverhältnismäßig hoch.

Die Verabreichung von Androgenen führte bei 33 von 34 Patienten in diesem
Stadium zu einer überschießenden Progression [8]. Somit ergeben sich durchaus
Anhaltspunkte dafür, daß auch hier noch eine gewisse therapeutische Effizienz bei
der Anwendung von Antiandrogenen zu erwarten wäre.

Nach NPCP-Protokoll Nr. 2400 wurden 220 Patienten mit metastasiertem Prostatakarzinom, die in Tumorprogression nach Orchiektomie waren, randomisiert
behandelt mit Estramustinphosphat (600 mg) oder Flutamid (750 mg). Das Ergebnis war exakt gleich schlecht in beiden Behandlungsarmen. Objektive Remissionen
wurden unter Extrazyt® nicht beobachtet und nur in 1 Fall eine partielle Remission
unter Fugerel®. Eine Stabilisation wurde in 31% der Estramustinphosphat-Gruppe
und in 26% der Flutamid-Gruppe festgestellt. Bezüglich der Zeit zur Progression
bzw. Überlebenskurve bestand kein Unterschied (Abb. 3a, b). Signifikante Unterschiede bestanden bezüglich der Nebenwirkungen. So waren Übelkeit und Erbrechen ebenso wie Beinödeme signifikant häufiger unter Estramustinphosphat
(p = 0,005). Die Folgerung aus dieser großen und gut dokumentierten Arbeit wäre
der Einsatz von Flutamid statt der häufig praktizierten Estramustinphosphat-Behandlung beim sekundär progredienten Prostatakarzinom, aber noch viel mehr eine Intensivierung der Suche nach wirkungsvolleren Behandlungsmethoden (s. u.),
da eine objektive Remission in beiden Behandlungsarmen nicht oder nur in einem
minimalen Prozentsatz aufgetreten ist [6].

Die komplette Androgenblockade

Hierunter versteht man die neuerdings von Labrie ins Gespräch gebrachte Kombination der chirurgischen oder medikamentösen Kastration mit der Gabe von Antiandrogenen [11]. In der Tat hat Labrie die Behandlungsergebnisse bei 199 Patienten
mit metastasiertem Prostatakarzinom veröffentlicht, ohne jedoch die Wirksamkeit
der kompletten Androgenblockade gegenüber der Kastration durch einen Kontrollarm beweisen zu können. Er stellte seine Ergebnisse lediglich im historischen Vergleich mit anderen großen Studien dar, so daß seine wesentlich besseren Behandlungsergebnisse einer genauen statistischen Überprüfung nicht standhalten.

Allerdings waren diese Veröffentlichungen Auslöser für mehrere multizentrische Studien, die z. Z. erst teilweise veröffentlicht sind. So wird nach EORTC-Protokol 30853 derzeit die komplette Androgenblockade mit Goserelin+Flutamid

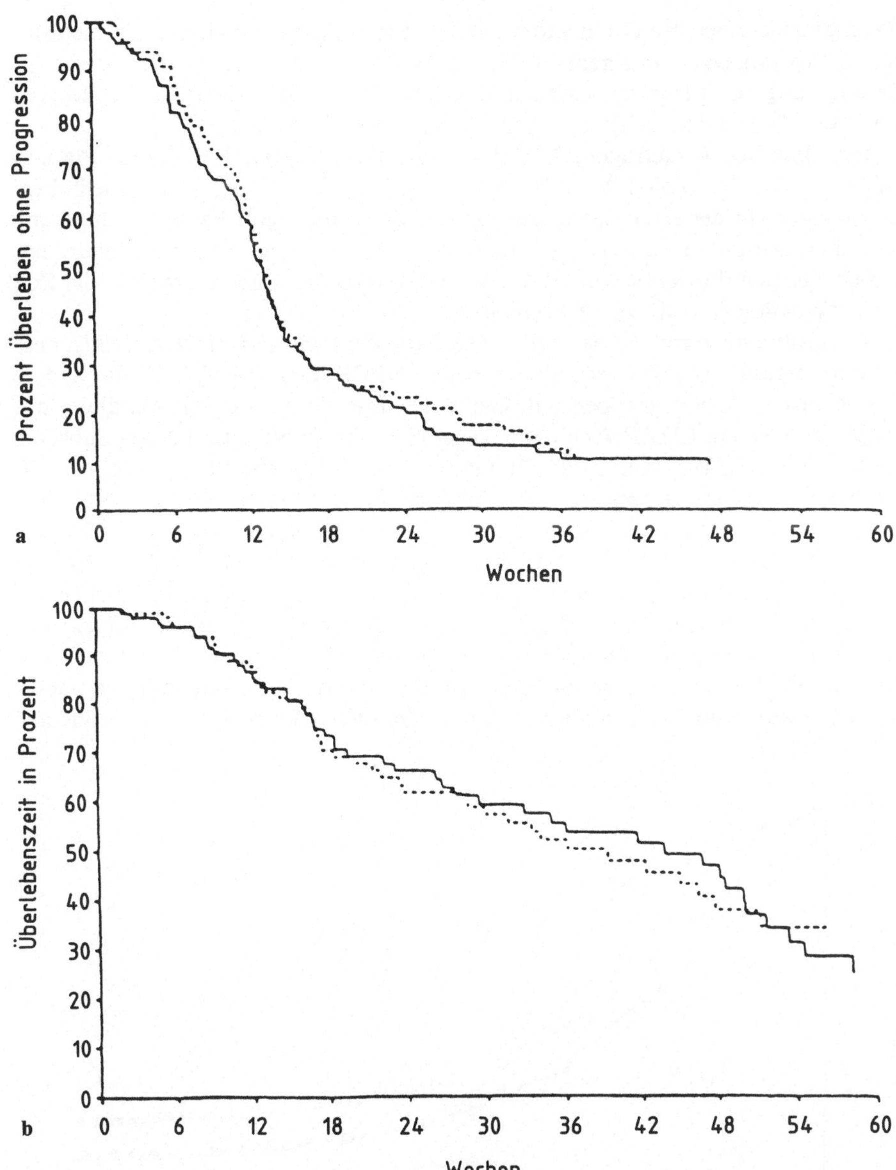

Abb. 3. a Zeit zur Progression; **b** Überlebenszeit: randomisierter Vergleich Flutamid gegen Estramustinphosphat bei sekundärer Progression des vorbehandelten Prostatakarzinoms (------ Flutamid; ——— Estracyt). (Mod. nach De Kernion et al. 1988)

(750 mg) gegenüber der Orchiektomie in der Behandlung des virginellen metastasierten Prostatakarzinoms geprüft. Die vorläufige Analyse ergab einen Trend zur Verlängerung der progressionsfreien Überlebenszeit durch komplette Androgenblockade, die exakte statistische Analyse steht jedoch noch aus.

Eine kürzlich vorgetragene kanadische Studie prüfte Orchiektomie + Plazebo gegenüber Orchiektomie + Anandron® [19]. Statistisch signifikant war eine höhere Ansprechrate in der Anandrongruppe (p < 0,001), eine signifikante Verlängerung der Lebenszeit um im Mittel 6 Monate (p < 0,042), allerdings auch eine signifikant höhere Nebenwirkungsrate durch Anandron. Kein Unterschied bestand in der Zeit zur Progression (im Mittel 12 Monate).

Die größte multizentrische Studie (603 Patienten) wurde vom National Cancer Institute organisiert [5]. Hier nahmen neben NPCP auch die SWOG und andere amerikanische Arbeitsgruppen teil. Geprüft wurde die alleinige Behandlung mit Leuprorelin, einem LHRH-Analogon, gegenüber der Kombination dieser Substanz mit Flutamid. Im Vergleich zu den 300 Patienten, die Plazebo + Leuprorelin erhielten, hatte die andere Gruppe von 303 Patienten, die mit Flutamid + Leuprorelin behandelt wurden, eine um 2,6 Monate längere progressionsfreie Zeit (p = 0,039) und eine um 7,3 Monate erhöhte mediane Überlebenszeit (p = 0,035). Die Verbesserung der klinischen Symptome zeigte sich besonders während der ersten 12 Wochen mit kombinierter Androgenblockade, in denen sonst Leuprorelin allein oft ein mit Schmerzen verbundenes Aufflammen der Krankheitssymptome hervorrief. Ein Blick auf die Kurven der Zeit zur Progression (Abb. 4) zeigt einen völlig parallelen Kurvenverlauf, wobei es offenbar innerhalb der ersten Wochen bei einem kleinen

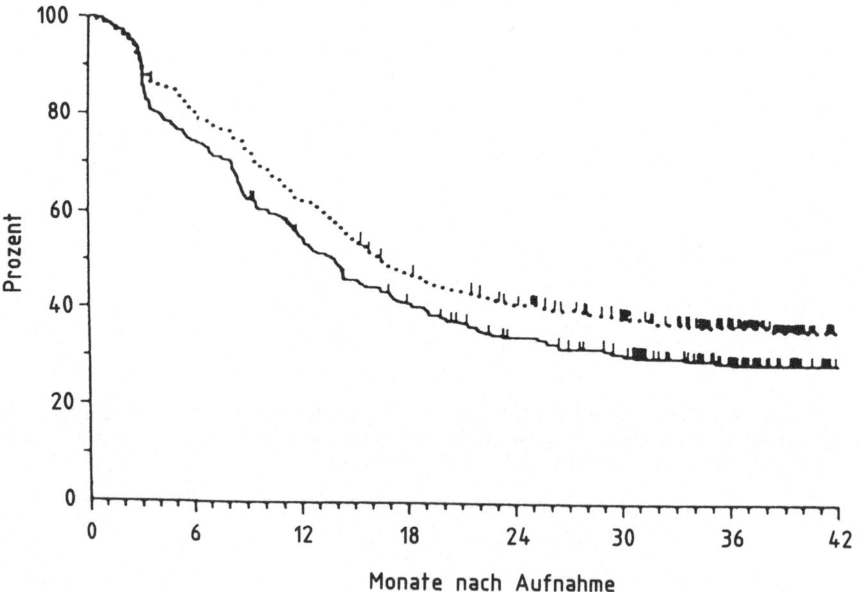

Abb. 4. Progressionsfreie Überlebenszeit: Doppelblinder Vergleich Leuprorelin + Plazebo (———) gegen Leuprorelin + Flutamid (------). (Mod. nach Crawford et al. 1989)

Teil der Patienten ohne Androgenschutz durch den passageren Testosteronanstieg zu einer Progession gekommen war. Aus dieser Untersuchung kann also lediglich der Schluß gezogen werden, daß bei der Gabe eines LHRH-Agonisten die zusätzliche Gabe eines Antiandrogens in den ersten 3 Monaten unbedingt erforderlich ist. Somit besteht bis heute keine gesicherte Indikation zur zusätzlichen Gabe eines Antiandrogens beim metastasierten Prostatakarzinom.

Biologic Response Modifiers beim Prostatakarzinom

Hierunter versteht man Substanzen, die die Antigenexpression von Tumorzellen verändern, so daß die Erkennung durch die körpereigene Abwehr möglich wird, wobei manche dieser Substanzen auch einen direkten antiproliferativen Effekt haben (Tabelle 1).

So ist bekannt, daß durch die Gabe von Interferon γ (IFNγ) die Expression der HLA-DR-Antigene beim Nierenkarzinom massiv erhöht werden kann [7]. Dies ist auch von anderen Antigenen bei verschiedenen Tumoren bekannt, wobei allerdings auch in einzelnen Fällen eine Unterdrückung der Antigenexpression beobachtet

Tabelle 1. Biological Response Modifier zur möglichen Anwendung beim Prostatakarzinom

Substanz	Testung	möglicher Einsatz
Wachstumsfaktoren	Phase I – II	Knochenmarkstimulation nach Chemotherapie Modifikation des Tumorwachstums
Interferone	Phase I – II	Therapie
BCG	Phase I – II	Therapie
Interleukin-2	Phase I	Therapie
Immun-RNA	?	Therapie
Monoklonale Antikörper	Phase I	Diagnose
zytotoxische AK		Therapie
konjugierte AK		Therapie
Tumor-Nekrose-Faktor	Phase I/II	Therapie
Anti-Angiogenese-Faktor	präklinisch	Therapie
Induktion der Differenzierung	präklinisch	Therapie
Gentherapie	präklinisch	Therapie

Tabelle 2. Klinische Daten aus Phase I/II-Studien: Interferon beim Prostatakarzinom

Autor	Jahr	IFN	Dosis in Mio. I.E.	Anzahl auswertbarer Patienten	Patienten in Remission gesamt (CR + PR)
Medenica u. Stack	1985	alpha	9	14	11 (5 + 6)
Bulbul et al.	1986	beta	6	16	0
Chang et al.	1986	alpha	5 – 10	9	1 (PR)
Gesamt				39	12 (31%)

wurde. Beim Prostatakarzinom wurde die Verdoppelung der Zahl von Androgenrezeptoren durch IFNβ (100 IU/ml) beschrieben [18]. IFNβ weist auch die stärkste antiproliferative Wirkung auf, bei einer 41%igen Wachstumshemmung von Prostatakarzionomzellen in vitro (PC-3) bereits bei einer Dosis von 10 IU/ml [17]. Die klinischen Erfahrungen mit der Behandlung des metastasierten Prostatakarzinoms durch Inferferone sind spärlich und beschränken sich bisher auf wenige Phase-II-Studien [2, 4, 14]. Eine Zusammenstellung der Literatur zeigt immerhin eine objektive Ansprechrate (komplette und partielle Remissionen) von 31% bei 39 Patienten (Tabelle 2).

Somit erscheint es sinnvoll, den Einsatz dieser Substanzen in kontrollierten multizentrischen Phase-III-Studien zu überprüfen.

Literatur

 1. Bauer HW, Schmeller NT, Schmiedt E (1985) Aminoglutethimid zur Behandlung des fortgeschrittenen Prostatakarzinoms. Urologe (A) 24:46—48
 2. Bulbul MA, Huben RP, Murphy GP (1986) Interferon-beta treatment of metastatic prostate cancer. J Surg Oncol 33:231—233
 3. Burton S, Trachtenberg J (1986) Effectiveness of antiandrogens in the rat. J Urol 136:932—935
 4. Chang AY, Fisher HA, Spiers AS, Boros L (1986) Toxicities of human recombinant interferon alpha 2 in patients with advanced prostate carcinoma. J Interferon Res 6:713—715
 5. Crawford ED, Eisenberger MA, McLeod DG, Spaulding JT, Benson R, Dorr FA, Blumenstein BA et al. (1989) A controlled trial of leuprolide with and without flutamide in prostatic carcinoma. N Engl J Med 321:419—424
 6. De Kernion JN, Murphy GP, Priore R (1988) Comparison of flutamide and emcyt in hormone-refractory metastatic prostatic cancer. Urology 31:312—317
 7. Ebert T, Steinfeld J, Bander NH (1989) Modulation von HLA-Antigenen beim Nierenzellkarzinom. 34. Kongreß der Deutschen Gesellschaft für Urologie e. V., Freiburg, 4.—7.10.1989. Urologe (A, Suppl): A 10
 8. Fowler JE, Whitmore WF (1981) The response of metastatic adenocarcinoma of the prostate to exogenous testosterone. J Urol 126:372—375
 9. Geller J (1985) Rationale for blockade of adrenal as well as testicular androgens in the treatment of advanced prostate cancer. Semin Oncol (Suppl. 1) 12:28—35
10. Johansson J-E, Andersson S-O, Beckman K-W, Lingardh G, Zador G (1987) Clinical evaluation of flutamide and estramustine as initial treatment of metastatic carcinoma of prostate. Urology 24:55—59
11. Labrie F, Dupont A, Cusan L, Giguere M, Bergeron N, Borsanyi P, Lacourciere Y et al. (1988) Combination therapy with flutamide and castration (LHRH agonist or orchiectomy) in previously untreated patients with clinical stage D2 prostate cancer: today's therapy of choice. J Steroid Biochem 30:107—117
12. Lepor H, Ross A, Walsh PC (1982) The influence of hormonal therapy on survival of men with advanced prostatic cancer. J Urol 128:335—340
13. Lund F, Rasmussen F (1988) Flutamide versus stilboestrol in the management of advanced prostatic cancer. Br J Urol 61:140—142
14. Medenica R, Slack N (1985) Clinical results of leucocyte interferon-induced tumor regression in resistant human metastatic cancer resistant to chemotherapy and/or radiotherapy-pulse therapy schedule. Cancer Drug Deliv 2:53—76
15. Neri R, Kassem N (1984) Biological and clinical properties of antiandrogens. In: Bresciani F, King RJB, Lippmann ME, Namer M, Raynaud J-P (eds) Progress in cancer research and therapy, vol 31. Raven Press, New York, pp 507—518
16. Pavone-Macaluso M, DeVoogt HJ, Viggiano G, Barasolo E, Lardennois B, Be Pauw M, Sylvester R (1986) Comparison of diethylstilbestrol, cyproterone acetate and medroxyprogester-

one acetate in the treatment of advanced prostatic cancer: final analysis of a randomized phase III trial of the European Organization for Research on Treatment of Cancer Urological Group. J Urol 136:624–631
17. Sica G, Fabbroni L, Castaghetta L, Cacciatore M, Pavone-Macaloso M (1989) Antiproliferative effect of interferons on human prostate carcinoma cell lines. Urol Res 17:111–115
18. Sica G, Fabbroni L, Del'Aqua S, Cacciatore M, Pavone-Macaluso M (1989) Interferon and hormone-sensitivity in prostatic cancer cells. 7th Congress of the European Society for Urologic Oncology and Endocrinology, Düsseldorf, 26.–28.10.1989
19. Trachtenberg J, Beland G, Elhilali MM, Fradet Y, Laroche B, Ramsey EW, Venner PN (1989) A randomised trial of total androgen ablation vrs. orchiectomy in patients with metastatic prostatic cancer. J Urol 141:347A

Endokrine Therapie des fortgeschrittenen Prostatakarzinoms[*]

G. BARTSCH, P. J. OEFNER und J. EBERLE[1]

Androgenmetabolismus

Obwohl der Einfluß des Hodens auf Wachstum und Funktion der Prostata bereits im 19. Jahrhundert vermutet worden war, konnte dies erst durch die Pionierarbeiten von Huggins u. Stevens bestätigt werden. Es entstand das Konzept der Androgenabhängigkeit des Prostatagewebes [14].

Vom Androgenstimulus hängen Gewebsdifferenzierung, Biochemie, Physiologie sowie das pathologische Wachstum der Prostata ab. Das im Blut hauptsächlich zirkulierende Androgen ist Testosteron, das fast ausschließlich testikulären Ursprungs ist. Den Leydig-Zwischenzellen stehen mehrere enzymatische Stoffwechselwege zur Synthese von Testosteron aus Azetat und Cholesterol zur Verfügung. Die Hauptquellen der Testosteronbiosynthese sind der Δ5- und Δ4-Weg. Die extratestikuläre Testosteronproduktion macht weniger als 5% der Gesamtproduktion aus. Die Nebenniere trägt hierzu über die Synthese von Androstendiol bei, welches entweder aus Dehydroepiandrosteron oder 17α-Hydroxyprogesteron gebildet wird.

Die tägliche Testosteronproduktion beträgt beim Mann normalerweise durchschnittlich 6–7 mg. Der venöse Serumspiegel liegt bei etwa 6 ng/ml. Es ist bekannt, daß 90%–98% des Plasmatestosterons proteingebunden sind: 60% sind an testosteronbindendes Globulin und 40% an Serumalbumin sowie andere Globuline gebunden. Freies Plasmatestosteron gelangt in der Folge durch passive Diffusion in die Prostatazellen, wo es rasch zu seiner in diesem Organ eigentlich wirksamen Form, dem 5α-Dihydrotestosteron, umgewandelt wird (Abb. 1). Das im Blut zirkulierende 5α-Dihydrotestosteron übt hingegen aufgrund der im Vergleich zum Testosteron geringen Konzentration (0,5 ng/ml) und der starken Bindung an Plasmaproteine keinen nennenswerten Einfluß auf Wachstum und Differenzierung der Prostata aus.

Die Reduktion von Testosteron zu 5α-Dihydrotestosteron ist der erste Schritt eines komplexen Stoffwechselweges. Diese irreversible Reaktion wird durch das in der äußeren Kernmembran oder in Mikrosomen lokalisierte Enzym 5α-Reduktase katalysiert und benötigt NADPH als Kofaktor. Mehrere reversible Metaboliten entstehen durch $3\alpha(\beta)$-Hydroxysteroid-Oxidoreduktasen, durch welche die 5α-Androstan-$3\alpha(\beta)$-17β-Diole gebildet werden. Diese Metaboliten können wiederum in 5α-Dihydrotestosteron rückverwandelt werden, weshalb sie potentiell androgen sind (Abb. 2) [19]. Der letzte Schritt dieses Stoffwechselweges, bei dem ein irreversibler Metabolit entsteht, wird durch 6α- und 7α-Hydroxilasen katalysiert, wo-

[*] Unterstützt durch den Jubiläumsfonds der Österreichischen Nationalbank (No. 3776)
[1] Universitätsklinik für Urologie, Anichstraße 35, A-6020 Innsbruck

                                                G. Bartsch et al.

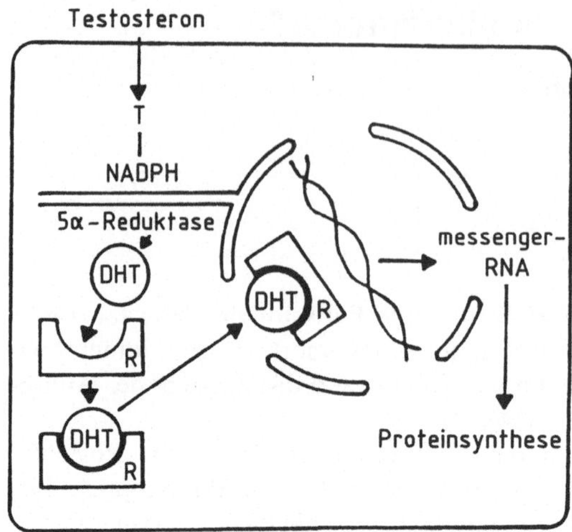

Abb. 1. Androgenwirkung in Prostatazellen

durch 5α-Androstan-3β-6α(7α)-17β-Diole gebildet werden [19]. Diese komplexen Stoffwechselwege regulieren nicht nur die intrazelluläre 5α-Dihydrotestosteron-Konzentration, sondern auch die Proliferation von Prostatazellen [19]. Ein oder mehrere Defekte in diesem Stoffwechselsystem könnten daher zu einem unkontrollierten Wachstum der Prostata führen [19].

Andererseits können zirkulierende Androgene durch periphere Aromatisierung in Östradiol und Östron umgewandelt werden (Abb. 3). Es steht heute fest, daß ungefähr 75% − 90% der Plasmaöstrogene junger gesunder Männer aus der peripheren Umwandlung von Androstendion und Testosteron zu Östron und Östradiol stammen. Die Östrogensynthese bei Männern wurde quantifiziert: 0,35% des produzierten Testosterons werden direkt in Östradiol umgewandelt (24 µg/Tag), und 1,7% der täglich produzierten 2,5 mg Androstendion werden in Östron (42 µg/Tag) umgewandelt. Man nimmt an, daß diese Transformationen im Fettgewebe stattfinden. Eine erhöhte Östrogenproduktion bei erhöhten Gonadotropinspiegeln kommt bei Hodentumoren und bei Patienten mit männlichem Pseudohermaphroditismus vor [26, 40].

Androgenrezeptornachweis

In den Prostatazellen wird 5α-Dihydrotestosteron an einen spezifischen Rezeptor gebunden. Der transformierte Steroid-Rezeptor-Komplex reguliert sodann durch seine Bindung an die DNA die Transkription spezifischer Gene (Abb. 1).

Die Entwicklung eines Androgenrezeptorassays für menschliches Prostatagewebe wurde lange durch 4 Faktoren erschwert: durch die Anwesenheit von testosteron-/östradiolbindendem Globulin (TeBG), die Blockierung der Mehrzahl der Rezeptoren durch das endogene Steroid 5α-Dihydrotestosteron, die Thermolabilität des Rezeptors sowie durch die Anwesenheit großer Mengen von proteolytischen Enzymen.

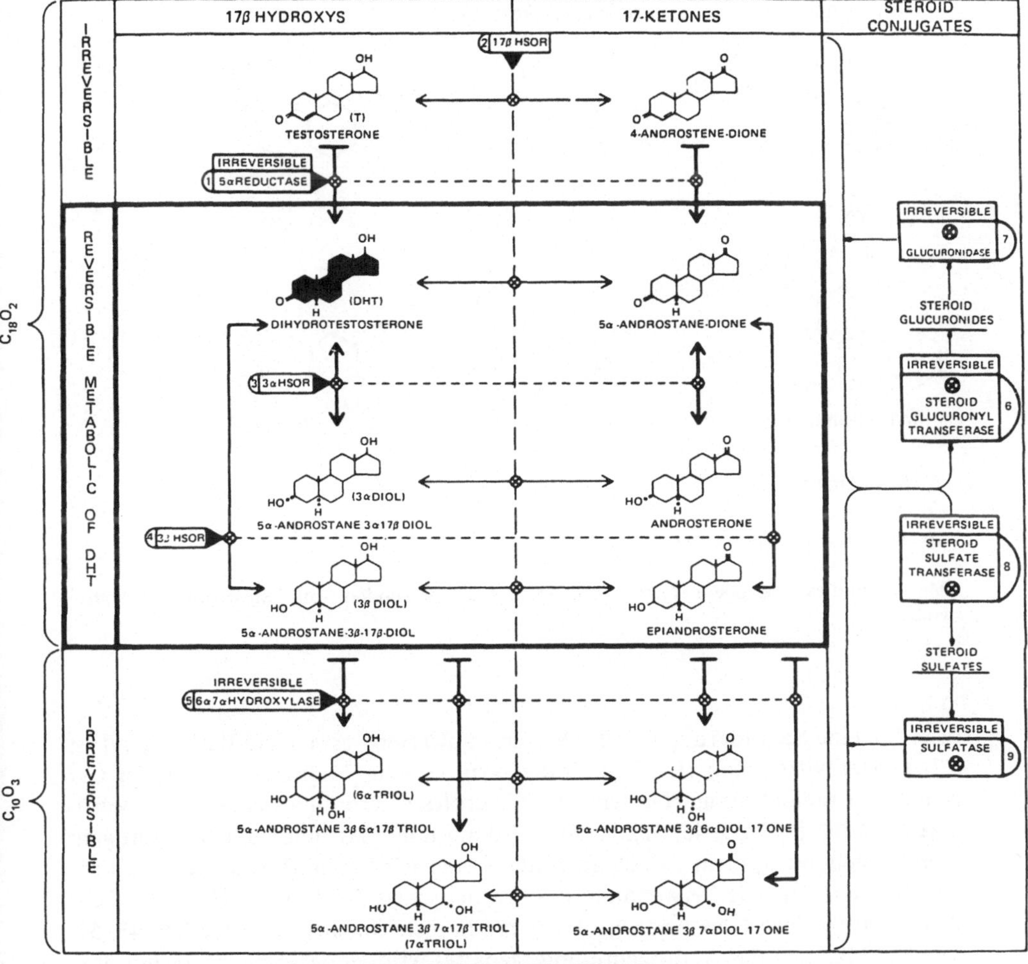

Abb. 2. Steroidstoffwechsel der Prostata. (Aus Isaacs and Coffey [19])

Im Prostatagewebe wird 5α-Dihydrotestosteron mit einer ähnlichen Affinität an TeBG gebunden wie an den Androgenrezeptor. Hierfür wurde eine Reihe von Methoden wie die Gelfiltration, die Ammoniumsulfat- und Protaminsulfatfällung, die Ionenaustauschchromatographie sowie die Gel-Elektrophorese entwickelt. Mit einer möglichen Ausnahme, der Agar-Gel-Elektrophorese [53], führten alle anderen Verfahren zu einer inadäquaten Trennung der beiden 5α-dihydrotestosteronbindenden Komponenten [43, 44]. Diese Schwierigkeiten kann man durch die Verwendung synthetischer Radioliganden überwinden, die kaum an Plasmaproteine gebunden, während der In vitro-Inkubation mit Zytosol nicht abgebaut und spezi-

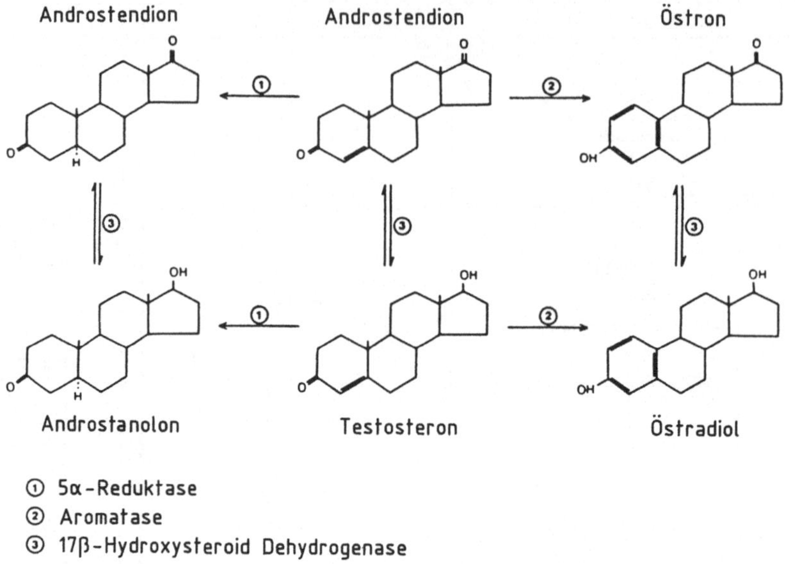

Abb. 3. Die durch periphere Gewebe gebildeten Hauptmetaboliten von Testosteron und Androstendion

fisch für eine Steroidgruppe sind. Der am häufigsten verwendete Radioligand ist 6,7-^{3}H-Methyltrienolon (R-1881). Dieses synthetische Androgen verfügt im Gegensatz zu radioaktiv markiertem 5α-Dihydrotestosteron über eine hohe spezifische Aktivität [1, 4, 29, 48, 51]. R-1881 wird mit hoher Affinität an den Androgenrezeptor gebunden, nicht jedoch an TeBG; ferner wird es im Prostatagewebe nicht metabolisiert [4]. Die Verwendung des synthetischen Steroids R-1881 ermöglicht daher den Nachweis des Androgenrezeptors in menschlichem Gewebe [29, 48, 51, 55]. Die Messung des Androgenrezeptorgehaltes wird jedoch dadurch beeinträchtigt, daß R-1881 sowohl an Progesteron- als auch an Androgenrezeptoren bindet. Die gleichzeitige Verwendung von Triamcinolonacetonid in einer 500- bis 1000mal höheren Konzentration als der von R-1881 bewirkt jedoch eine effektive Hemmung der Bindung von R-1881 an den Progesteronrezeptor, ohne seine Bindung an den Androgenrezeptor zu beeinträchtigen [1, 51, 55].

Die Bestimmung der Anzahl der freien und besetzten Rezeptoren ergab, daß in der menschlichen Prostata 80%–90% der Androgenrezeptoren mit endogenem 5α-Dihydrotestosteron besetzt sind [38, 45, 47]. Zu ähnlichen Resultaten führten auch Untersuchungen an Nagetieren und Hunden [43, 44].

Die menschliche Prostata enthält eine große Anzahl von Enzymen, die sowohl Steroidhormone als auch deren Rezeptoren abbauen. Bei Verwendung der proteolytischen Inhibitoren Phenylmethylsulfonylfluorid (PMSF) und Molybdat läßt sich daher ein um 44% bzw. 160% höherer Androgenrezeptorgehalt nachweisen [2]; werden beide zusammen verwendet, ist sogar ein Anstieg von 260% zu beobachten [51].

Enzym- und Rezeptoranalysen in Stanzbiopsien als Kriterien für ein Ansprechen des Prostatakarzinoms auf eine Hormonbehandlung

Normales und karzinomatöses Prostatagewebe unterscheiden sich signifikant in bezug auf Androgenbindungskapazität, Androgenmetabolismus und Gehalt an endogenen Androgenen. Aus klinischer Sicht stellt sich daher die Frage, ob sich mit Hilfe spezifischer biochemischer Untersuchungen Erfolg oder Mißerfolg einer hormonellen Therapie des Prostatakarzinoms vorhersagen lassen.

Der Differenzierungsgrad eines Tumors ist ein möglicher Indikator für seine Hormonsensitivität. Karzinome mit einheitlicher Zelldifferenzierung machen jedoch nur 45% aller Fälle aus [11]. Die restlichen 55% sind pluriforme Tumoren, in denen sich sowohl anaplastische als auch hochdifferenzierte Tumorzellen finden. Die Heterogenität der Tumoren bedingt, daß sich die einzelnen Zellpopulationen z. T. erheblich in Wachstumsrate, Morphologie, Karyotyp, Immunogenität, Hormon- und Strahlensensitivität, Invasivität sowie ihrer Fähigkeit zu metastasieren unterscheiden [17]. Eine weitere Variable ist der relative Gehalt an Stromazellen in den Biopsien. Morphometrische Analysen von 50 Prostatakarzinombiopsien ergaben einen Anteil von 23% für Karzinomzellen, 72% für Stroma sowie 5% für normale und hyperplastische Drüsenzellen (Abb. 4) [3, 36]. Das Stroma der menschlichen Prostata unterliegt ebenfalls der hormonellen Kontrolle. Im Jahre 1977 berichteten Cowan et al. zum ersten Mal über die vorwiegend im Stroma der Prostata gelegene Aktivität der 5α-Reduktase [9]. Dies konnte alsbald von Krieg et al. [24], Romijn et al. [37] und Bruchowsky et al. [6] unter Anwendung einer mechanischen Technik zur Trennung von Stroma und Epithel bestätigt werden. Aus den angeführten Gründen sollten die mittels biochemischer Analysen erzielten Ergebnisse vorsichtig interpretiert und in Zukunft durch morphometrische Untersuchungen ergänzt werden.

Die erwähnten Einschränkungen gelten auch für die zwischen den Enzymaktivitäten von 5α-Reduktase bzw. 3α-Hydroxysteroid-Oxidoreduktase und einem Er-

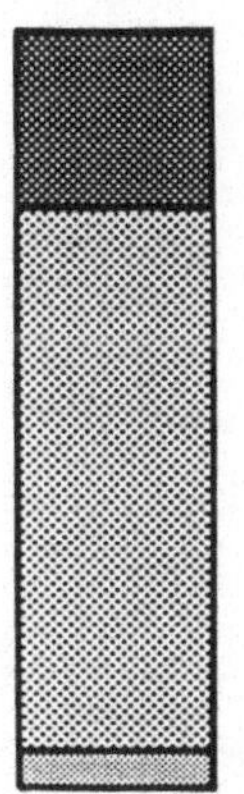

Abb. 4. Heterogenität von Prostatabiopsatgewebe: Morphometrische Analyse des Biopsats

folg oder Versagen der endokrinen Therapie des Prostatakarzinoms gefundenen Korrelationen. Prout et al. [33] untersuchten z. B. sowohl die Testosteronaufnahme als auch die Bildung von 5α-Dihydrotestosteron und 5α-Androsteran-3α-17β-Diol in behandelten und unbehandelten lokalen Tumoren und Metastasen. Es fanden sich signifikant erniedrigte oder fehlende 5α-Reduktase-Aktivitäten in hormoninsensitiven Prostatakarzinomen. Die 5α-Reduktase kann daher als Indikator der Hormonsensitivität eines Prostatakarzinoms dienen. Weiters fanden sowohl Morfin als auch Jacobi und ihre Mitarbeiter eine verminderte 3α-Hydroxysteroid-Oxidoreduktase-Aktivität in undifferenzierten Prostatakarzinomen [22, 30].

Hypothalamus-Hypophysen-Gonaden-Achse

Die Hypothalamus-Hypophysen-Gonaden-Achse kontrolliert die endogenen und exokrinen Funktionen des Hodens (Abb. 5). Das Gonadotropin-releasing-Hormon (GRH) ist das bisher einzige gonadotropinfreisetzende Hormon, das identifiziert werden konnte [39]. Gonadotropine regulieren über einen negativen Rückkoppelungsmechanismus direkt die tubulären und intertubulären Kompartimente des Hodens. FSH ist insbesondere an der Kontrolle des Keimepithels beteiligt: ^{3}H-markiertes FSH wird an das Keimepithel gebunden [12, 28]. LH setzt die Testosteronbiosynthese in Gang und kontrolliert sie: ^{3}H-markiertes LH wird an die Leydig-Zwischenzellen gebunden.

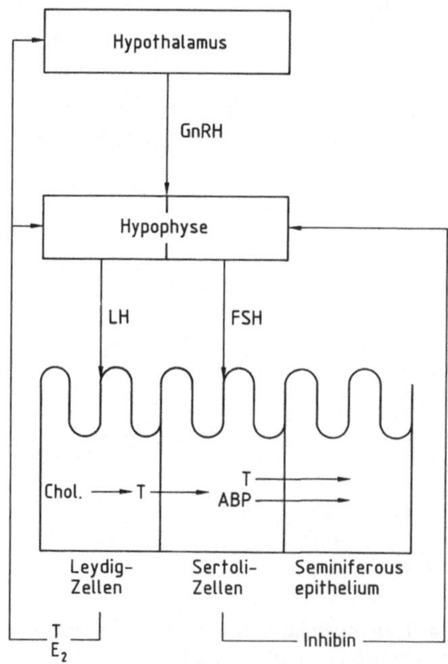

Abb. 5. Die Hypothalamus-Hypophysen-Gonaden-Achse des Mannes

Formen der endokrinen Therapie des Prostatakarzinoms

Hauptziel der endokrinen Therapie des Prostatakarzinoms ist die Blockade der androgenen Stimulation der Prostatakarzinomzellen. Hierzu stehen mehrere therapeutische Möglichkeiten zur Verfügung:

1. Orchiektomie,
2. Suppression der hypophysären LH-Sekretion,
3. Hemmung der Androgensynthese,
4. Hemmung der Androgenbindung.

Orchiektomie

Da mehr als 90% des im Blut zirkulierenden Testosterons von den Hoden produziert werden, reduziert eine bilaterale Orchiektomie bei den meisten Patienten den Testosteronserumspiegel von 5 ng/ml auf ungefähr 0,5 ng/ml [27, 35, 46].

Unterdrückung der hypophysären LH-Sekretion durch Östrogene

Östrogentherapie. Östrogene üben mehrere verschiedene Wirkungen auf den Androgenmetabolismus aus einschließlich:

1. Der Suppression der hypophysären LH-Sekretion,
2. der Erhöhung der Konzentrationen des sexualsteroidbindenden Globulins,
3. der Erniedrigung der testikulären Testosteronsynthese,
4. der Erhöhung der hypophysären Prolaktinsekretion und
5. in sehr hohen Konzentrationen der Erniedrigung der DNA-Synthese in Prostatakarzinomzellen.

Seit der Veröffentlichung der Studien von Huggins u. Hodges [13], Huggins et al. [15] sowie Nesbit u. Baum [31] wurde die Wirksamkeit der Östrogene nie ernsthaft in Frage gestellt. In den vergangenen 2 Jahrzehnten haben mehrere klinische Studien den Wert dieser gegengeschlechtlichen Behandlung bestätigt. Kontroverse Aspekte dieser Therapieform wurden jedoch kaum diskutiert.

In den Phase-III-Studien der American Veterans Administration Cooperative Urological Research Group (VACURG) [52] lebten nach 5 Jahren noch 23% von 254 Patienten. Retrospektive Studien über 83 Patienten der Innsbrucker Universitätsklinik, 107 Patienten der Klinik in Mainz und 90 Patienten der Klinik in Würzburg ergaben 5-Jahres-Überlebensraten von 13%, 18% bzw. 29% (Abb. 6).

In Anbetracht der offensichtlichen Nachteile der Östrogentherapie stellt sich die Frage, ob die alleinige Kastration vergleichbare oder sogar bessere Überlebensraten erbringt. Die Nachteile einer Östrogentherapie sind die kurzfristige Aktivität der Östrogene, eine hohe Inzidenz von kardiovaskulären Komplikationen und hepatischen Nebenwirkungen, eine unerwünschte Hyperprolaktinämie und eine zelluläre Immunsuppression, die zwar mehr oder weniger ignoriert werden, aber dennoch eine Rolle beim Tumorwachstum spielen kann.

Bereits 1950 ergab eine retrospektive Studie von Nesbit u. Baum [31] eine 5-Jahres-Überlebensrate von 21% für Patienten, die ausschließlich einer Orchiek-

　　　　　　　　　　　　　　　　　　　　　　　　G. Bartsch et al.

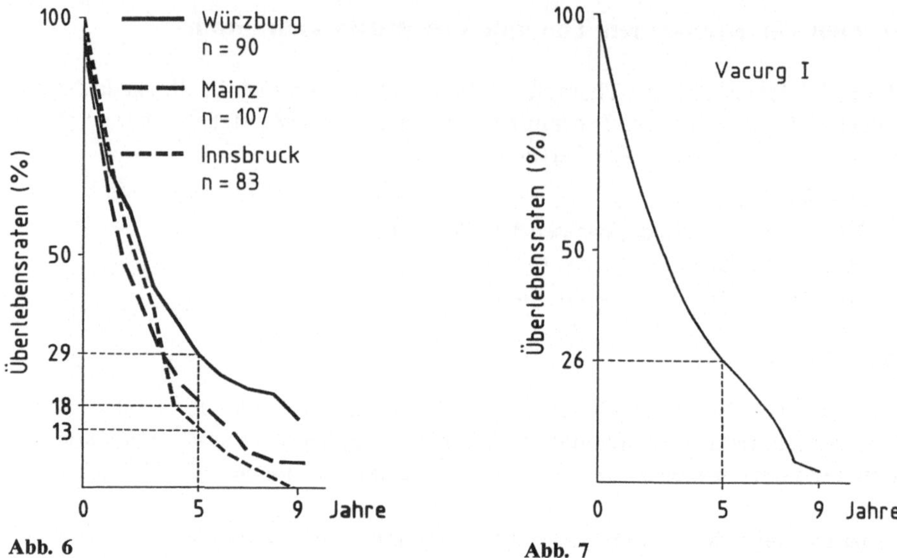

Abb. 6　　　　　　　　　　　　　　　　　　**Abb. 7**

Abb. 6. 5-Jahres-Überlebensraten nach Orchiektomie und unter Östrogentherapie

Abb. 7. 5-Jahres-Überlebensraten nach Orchiektomie. (Nach Veteran-Administration Co-operation Urological Research Group [52])

tomie unterzogen worden waren. Diese Zahlen wurden später durch die Phase-III-Ergebnisse der VACURG-Studie [52] bestätigt: 26% der Patienten überlebten länger als 5 Jahre (Abb. 7).

Retrospektive Studien, die 28 Patienten der Innsbrucker Universitätsklinik, 103 Patienten der Klinik in Mainz und 265 Patienten der VACURG-Studie [52] umfaßten, ergaben 5-Jahres-Überlebensraten von nur 17% – 25% bei primärer Östrogentherapie eines fortgeschrittenen Prostatakarzinoms ohne Kastration (Abb. 8).

Hieraus kann geschlossen werden, daß eine alleinige Östrogentherapie oder Kastration genauso effektiv ist wie eine Kombination beider Verfahren. Berücksichtigt man die oben erwähnten Nachteile der Östrogentherapie, so erscheint die alleinige primäre Kastration als Therapie der Wahl. Jedoch werden die Auswirkungen auf die Psyche des Patienten und die Tatsache, daß es sich hierbei um einen operativen Eingriff handelt, als Nachteile der Kastration angesehen. Daher scheint die antiandrogene Therapie eine gute Alternative sowohl zur Orchiektomie als auch zur Östrogentherapie zu sein.

Suppression der hypophysären LH-Sekretion durch GRH-Agonisten und -Antagonisten. GRH-Antagonisten sind synthetische Verbindungen, die eine ähnliche biochemische Struktur wie das gonadotropinfreisetzende Hormon besitzen, jedoch an den Positionen 6 und 10 der Polypeptidkette verändert worden sind [8]. Die kurzfristige pulsatile Gabe dieser Verbindungen stimuliert die Sekretion von LH und

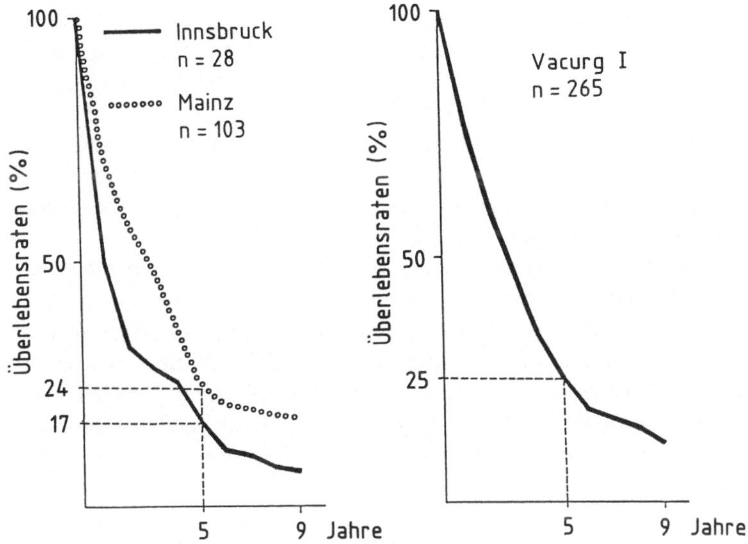

Abb. 8. 5-Jahres-Überlebensraten unter Östrogentherapie

FSH aus dem Hypophysenvorderlappen, während eine langfristige Gabe die Gonadotropinsekretion blockiert und eine für Gonadotropine selektive, chemische Hypophysektomie bewirkt. Diese Substanzen müssen entweder intranasal verabreicht oder subkutan injiziert werden. Mehrere GRH-Antagonisten sind bei der Behandlung von Patienten mit Prostatakarzinom verwendet worden. Der anfängliche Anstieg des Testosteronspiegels könnte das Tumorwachstum stimulieren; daher kann es angebracht sein, Östrogene während der ersten 2 Wochen der Therapie zu verabreichen.

Agonisten und Antagonisten des gonadotropinfreisetzenden Hormons bewirken weder Gynäkomastie noch kardiovaskuläre Nebenwirkungen. Sie sind jedoch äußerst teuer und weisen zudem mit Ausnahme der Vermeidung potentiell nachteiliger psychischer Effekte der Operation keine wesentlichen Vorteile gegenüber der Orchiektomie auf.

Hemmung der Androgensynthese

Testosteron wird durch eine Reihe biochemischer Reaktionen, an denen 5 Enzyme beteiligt sind, aus Cholesterol und Azetat synthetisiert [54]. Die Inhibitoren dieser Enzyme stören die Synthese von Testosteron und sind daher theoretisch bei der Behandlung des Prostatakarzinoms nützlich. Zu den Enzyminhibitoren gehören Amminoglutethimid, Spironolacton, Zyanoketon und Medrogeston.

Hemmung der Androgenbindung

Androgene müssen zur Entfaltung ihrer Wirkung an die intrazellulären Rezeptorproteine der Prostatakarzinomzelle binden. Die Wirkung der Androgene kann durch Substanzen gehemmt werden, die mit Dihydrotestosteron um die Bindung an das Rezeptorprotein konkurrieren. Diese Substanzen werden Antiandrogene genannt und schließen Cyproteron-Azetat, Flutamid und Medrogeston ein [54]. Cyproteron-Azetat war eines der untersuchten Antiandrogene. Dieses Medikament hat mehrere therapeutisch attraktive Charakteristika. Es hemmt die LH-Sekretion aus der Hypophyse, blockiert die Testosteronsynthese und wird an den intrazellulären Dihydrotestosteronrezeptor gebunden. Trotz seiner klinischen Wirksamkeit bietet es keine größeren Vorteile gegenüber DES.

Im Gegensatz zu Cyproteron-Azetat wirkt Flutamid ausschließlich als reines Antiandrogen. Flutamid ist kein Steroid, es hemmt weder die Testosteronsynthese noch die LH-Sekretion. Es wirkt durch die Bindung an den Dihydrotestosteronrezeptor. Klinische Studien zeigen, daß Flutamid primär bei den Patienten eine Tumorregression bewirkt, die zuvor noch nicht hormonell behandelt worden sind. Gelegentlich werden aber auch nach Fehlschlägen einer konventionellen Hormontherapie Erfolge verbucht. Flutamid erniedrigt nicht den Plasmatestosteronspiegel. Frühere Studien von Prout et al. [32] und Caine et al. [7], bei denen Flutamid zur Behandlung von Patienten mit Prostatakarzinom oder BPH zur Anwendung gekommen war, zeigten keinen nachteiligen Effekt auf die sexuelle Potenz. Von 10 Patienten, die einen Rückfall nach einer Flutamidtherapie erlitten hatten, zeigten 3 eine subjektive Antwort auf eine nachfolgende Orchiektomie unter Östrogengabe. In einer Doppelblindstudie, die Flutamid und DES bei 15 Patienten mit zuvor unbehandeltem Krankheitsstadium D verglich, fanden Jacobo et al. [23] keine signifikanten Unterschiede in der Wirksamkeit der beiden Substanzen.

Grenzen der endokrinen Therapie beim Prostatakarzinom:
Entwicklung einer Androgenresistenz beim Prostatakarzinom

Karzinome besitzen die Fähigkeit, gegen Chemo- und/oder Hormontherapien resistent zu werden [16, 25, 49]. So sprechen anfangs mehr als 80% aller Prostatakarzinome auf einen Androgenentzug an. Allerdings verfallen schließlich fast alle Patienten in ein androgenunabhängiges Stadium, in dem selbst Versuche, die niedrigen Serumspiegel n ichttestikulärer Androgene durch Hypophysektomie, Adrenalektomie oder Gabe direkt wirkender Antiandrogene zu senken, ohne Auswirkung auf das weitere Tumorwachstum bleiben [41, 42].

Die Neigung des Prostatakarzinoms, eine Resistenz gegen eine androgenablative Therapie zu entwickeln, steht im klaren Gegensatz zur normalen Prostata, die ständig Androgene benötigt, um ihre normale Funktion und Zellzahl aufrecht zu erhalten. Mindestens 3 Mechanismen regulieren das Zellwachstum im normalen hormonsensitiven Gewebe [34]. In Gegenwart von Hormonen beginnen unreife oder zurückgebildete Zellen DNA zu synthetisieren und in der Folge zu proliferieren. Wird die normale Gewebsgröße erreicht, beendet ein negativer Feedbackmechanismus die DNA-Synthese und Zellproliferation. Die Größe der glandulären Strukturen wird so lange aufrecht erhalten, wie Hormone anwesend sind. Ihr Entzug löst die Selbstverdauung des Gewebes aus. Autophagie ist ein aktiver, über Rezeptoren gesteuerter Prozeß [5]. Diejenigen Zellen, die überleben, haben Eigenschaften, die denen von Stammzellen gleichen. Sie unterscheiden sich von hormonabhängigen Zellen durch das Fehlen der Fähigkeit zur Autophagie. Aus derartigen Zellen können hormonsensitive Organe durch Verabreichung von Hormonen regeneriert werden.

Untersuchungen am Dunning-R-3327-H-Prostata-Adenokarzinom zeigen, daß ein Wiederauftreten des Prostatakarzinoms nach Androgenentzug durch das kontinuierliche Wachstum von Klonen von Tumorzellen entsteht, die androgenunabhängig sind und bereits zum Zeitpunkt des Androgenentzuges im Primärtumor existiert haben [20, 21, 50]. Prostatakarzinome scheinen daher schon vor Beginn der Hormontherapie aus einer Vielzahl phänotypisch unterschiedlicher Zellklone zu bestehen. Im Hinblick auf die Androgenabhängigkeit können hierbei im wesentlichen 3 Phänotypen von Prostatakarzinomzellen unterschieden werden: androgenabhängige, androgensensitive und androgenunabhängige. *Androgenabhängige* Zellen benötigen ständig eine ausreichende androgene Stimulation für ihren Bestand und ihr Wachstum (d. h. ohne adäquate androgene Stimulation sterben diese Zellen ab). Sie sind den androgenabhängigen, nicht-neoplastischen Zellen der normalen Prostata sehr ähnlich. *Androgensensitive* Tumorzellen hingegen sterben nach Androgenentzug nicht ab, sondern proliferieren nur nicht mehr weiter. *Androgenunabhängige* Zellen sterben weder ab noch verlangsamt sich ihr Wachstum nach erfolgtem Androgenentzug, unabhängig von seinem Ausmaß; diese Zellen sind vollkommen autonom gegenüber einer androgenen wachstumsfördernden Wirkung. Dies bedeutet, daß nur androgenabhängige Zellen durch einen Androgenentzug vollständig eliminiert werden können.

Aufgrund der bekannten Heterogenität des menschlichen Prostatakarzinoms ist es daher nicht weiter verwunderlich, wenn bei ein und demselben Patienten Primärtumor und Metastasen in unterschiedlichem Maße auf einen Androgenentzug reagieren. Die endokrine Therapie des fortgeschrittenen Prostatakarzinoms ist deshalb in den meisten Fällen nur palliativer Natur.

Literatur

1. Asselin J, Labrie F, Gourdeau J, Bonne C, Raynaud JP (1976) Binding of ³H-methyltrienolone (R-1881) in rat prostate and human benign prostatic hypertrophy (BPH). Steroids 28:449–459
2. Barrack ER, Coffey DS (1980) The specific binding of estrogens and androgens to the nuclear matrix of sex hormone responsive tissues. J Biol Chem 255:7265–7275
3. Bartsch G, Müller HR, Oberholzer M, Rohr HP (1979) Light microscopic stereological analysis of the normal human prostate and of benign prostate hyperplasia. J Urol 122:487–491
4. Bonne C, Raynaud JP (1975) Methyltrienolone, a specific ligand for cellular androgen receptors. Steroids 26:227–232
5. Bruchovsky N, Lesser B, Van Doorn E, Craven S (1975) Hormonal effects on cell proliferation in rat prostate. Vitam Horm 33:61–102
6. Bruchovsky N, Callaway T, Lieskovsky G, Rennie PS (1980) Markers of androgen action in human prostate: potential use in the clinical assessment of prostatic carcinoma. In: Witliff JL, Dapunt O (eds) Steroid receptors and hormone dependent neoplasia. Masson Publ USA, New York, pp 121–132

7. Caine M, Perlberg S, Gordon R (1975) The treatment of benign prostatic hypertrophy with flutamide (SCH-13521): A placebo controlled study. J Urol 114:564–568

8. Corbin A (1982) From contraception to cancer: a review of the therapeutic applications of LHRH analogues as antitumor agents. Yale J Biol Med 55:27–47

9. Cowan RA, Cowan SK, Grant JK, Elder HY (1977) Biochemical investigations of separated epithelium and stroma from benign prostatic hyperplastic tissue. J Endocrinol 74:111–116

10. De Krester DM, Catt KJ, Paulsen CA (1971) Studies on the in vitro testicular binding of iodinated luteinizing hormone in rats. Endocrinology 80:332–337

11. Dhom G (1976) Pathology and classification of prostatic carcinoma. In: Marberger H, Haschek H, Schirmer HKA, Colston JAC, Witkin E (eds) Prostatic disease. Alan R Liss, New York, p 111

12. Dufau ML, Catt KJ (1973) Extraction of soluble gonadotropin receptors from rat testis. Nature 242:246–248

13. Huggins C, Hodge CV (1941) Studies on prostatic cancer. I. The effect of castration, of estrogen and of androgen injection on serum phosphatases in metastatic carcinoma of the prostate. Cancer Res 1:293–297

14. Huggins C, Stevens RA (1940) The effect of castration on benign hypertrophy of the prostate in man. J Urol 43:705–714

15. Huggins C, Stevens RA, Hodges CV (1941) Studies on prostatic cancer. II. The effects of castration on advanced carcinoma of the prostate gland. Arch Surg 43:209–223

16. Isaacs JT (1982) Cellular factors in the development of resistance to hormonal therapy. In: Bruchovsky N, Goldie JH (eds) Drug and hormone resistance in neoplasia, vol I. CRC Press, Boca Raton, pp 139–156

17. Isaacs JT, Coffey DS (1979) Androgenic control of prostatic growth: regulation of steroid levels. UICC Monogr (Prostatic Cancer) 48:112–122

18. Isaacs JT, Coffey DS (1981) Adaptation versus selection on the mechanism responsible for the relapse of prostatic cancer to androgen ablation therapy as studied in the Dunning R-3327-H adenocarcinoma. Cancer Res 41:5070–5075

19. Isaacs JT, Coffey DS (1981) Androgen metabolism in the prostate: new concepts related to normal and abnormal growth. In: Altwein JE, Bartsch G, Jacobi GH (eds) Antihormone, Bedeutung in der Urologie. Zuckschwerdt, München, pp3–20

20. Isaacs JT, Heston WDW, Weissmann RM, Coffey DS (1978) Animal models of the hormone-sensitive and insensitive prostatic adenocarcinomas, Dunning R-3327-H, R-3327-HI, and R-3327-AT. Cancer Res 38: 4353–4359

21. Isaacs JT, Schulze H, Coffey DS (1987) Development of androgen resistance in prostatic cancer. In: Murphey GP, Khoury S, Küss R, Chatelain C, Denis L (eds) Prostate cancer, part A: Research, endocrine treatment, and histopathology. Liss, New York, pp 21–31

22. Jacobi GH, Altwein JE (1980) Androgenstoffwechsel im Prostatakarzinom: 3-Hydroxysteroid-Dehydrogenase-Aktivität in Abhängigkeit vom Tumor-Differenzierungsgrad. Urol Intern 35:194–205

23. Jacobo E, Schmidt JD, Weinstein SH, Flocks RH (1976) Comparison of flutamide (SCH-13521) and diethylstilbestrol in untreated advanced prostatic cancer. Urology 8:231–233

24. Krieg M, Klötzl G, Kaufmann J, Voigt KD (1981) Stroma of human benign prostatic hyperplasia: preferential tissue for androgen metabolism and oestrogen binding. Acta Endocrinol 96:422–432

25. Ling V (1982) Genetic basis of drug resistance in mammalian cells. In: Bruchovsky N, Goldie JH (eds) Drug and hormone resistance in neoplasia, vol I. CRC Press, Boca Raton, pp 1–19

26. MacDonald PC, Madden JD, Brenner PF, Wilson JD, Siiteri PK (1979) Origin of estrogen in normal men and in women with testicular feminisation. J Clin Endocrinol Metab 49:905–916

27. Mackler MA, Liberti JP, Smith MJV, Koontz WW, Prout GR (1972) The effect of orchiectomy and various doses of stilbestrol on plasma testosterone levels in patients with carcinoma of the prostate. Invest Urol 9:423–425

28. Means AR, Vaitukaitis JL (1972) Peptide hormone receptors: specific binding of ^{3}H-FSH to testis. Endocrinology 90:39–46

29. Menon M, Tananis CE, Hicks LL, Hawkins EF, McLoughlin HG, Walsh PC (1978) Characterisation of the binding of a potent synthetic androgen methyltrienolone, to human tissues. J Clin Invest 61:150–162

30. Morfin RF, Leav I, Chavles JF, Cavazos LF, Ofner P, Floch HH (1977) Correlative study of the morphology and C_{19}-steroid metabolism of benign and cancerous human prostatic tissue. Cancer 39:1517–1534

31. Nesbit RM, Baum WC (1950) Endocrine control of prostatic carcinoma; clinical and statistical survey of 1818 cases. JAMA 143:1317–1320

32. Prout GR, Irwin RJ, Kliman B, Daly JJ, MacLaughlin RA, Griffin PP (1975) Prostatic cancer and SCH-13521. II. Histological alterations and the pituitary gonadal axis. J Urol 113:834–840

33. Prout GR, Kliman B, Daly JJ, MacLaughlin RA, Griffin PD (1976) In vitro uptake of ^{3}H-testosterone and its conversion to dihydrotestosterone by prostatic carcinoma and other tissues. J Urol 116:603–610

34. Rennie PS (1982) Biochemical aspects of androgen resistance. In: Bruchovsky N, Goldie JH (eds) Drug and hormone resistance in neoplasia, vol I. CRC Press, Boca Raton, pp 95–121

35. Robinson MRG, Thomas BS (1971) Effect of hormonal therapy on plasma testosterone levels in prostatic carcinoma. Br Med J 4:391–394

36. Rohr HP, Bartsch G (1980) Human benign prostatic hyperplasia: a stromal disease. Urology 16:625–633

37. Romijn JC, Oishi K, Belt de Vries J, Schweikert U, Mulder E, Schröder FH (1980) Androgen metabolism and androgen receptors in separated epithelium and stroma of the human prostate. In: Schröder FH, de Voogt HJ (eds) Steroid receptors, metabolism and prostatic cancer. Excerpta Medica, Amsterdam, pp 134–139

38. Rosen V, Jung I, Baulieu EE, Roberl P (1975) Androgen binding proteins in human benign prostate hypertrophy. J Clin Endocrinol Metab 41:761–770

39. Schally AV, Arimura A, Kastin AJ (1973) The LH and FSH releasing hormone. In: Scow RO (ed) Endocrinology. Excerpta Medica, Amsterdam

40. Scheiber K, Mikuz G, Bartsch G (1984) Exocrine and endocrine functions in unilateral testicular disease. World J Urol 2:251–254

41. Schulze H, Isaacs JT, Coffey DS (1986) A critical review of the concept of total androgen ablation in the treatment of prostate cancer. In: Murphy G (ed) 2nd International Symposium on Prostatic Cancer. Alan R Liss, New York

42. Scott WW, Menon M, Walsh PC (1980) Hormonal therapy of prostatic cancer. Cancer 45:1929–1936

43. Shain SA, Boesel RW (1978) Human prostate steroid hormone receptor quantitation: current methodology and possible utilization as a clinical discriminant in carcinoma. Invest Urol 16:169–174

44. Shain SA, Boesel RW (1978) Androgen receptor content of the normal and hyperplastic canine prostate. J Clin Invest 61:645–660

45. Shain SA, Boesel RW, Lamm DL, Rodwin HM (1978) Characterization of unoccupied (R) and occupied (RA) androgen binding components of the hyperplastic human prostate. Steroids 31:541–556

46. Shearer RJ, Hendry WF, Sommer IF, Ferguson JD (1973) Plasma testosterone: An accurate monitor of hormone treatment in prostatic cancer. Br J Urol 45:668–677

47. Siiteri PK, Wilson JD (1970) Dihydrotestosterone in prostatic hypertrophy. I. The formation and content of dihydrotestosterone in the hypertrophic prostate of man. J Clin Invest 49:1737–1745

48. Sirett DAN, Grant JK (1978) Androgen binding in cytosols and nuclei of human benign hyperplastic tissue. J Endocrinol 77:101–110

49. Skipper HE, Schabel FM, Lloyd MM (1978) Selection and overgrowth of specifically and permanently drug-resistant tumor cells. Exp Ther Kinetics 15:207–217

50. Smolev JK, Heston WDW, Scott WW, Coffey DS (1977) Characterization of the Dunning R-3327-H prostatic adenocarcinoma: An appropriate animal model for prostatic cancer. Cancer Treat Rep 61:273–287

51. Trachtenberg J, Bujnovszky P, Walsh PC (1982) Androgen receptor content of normal and hyperplastic human prostate. J Clin Endocrinol Metab 54:17–21
52. Veterans Administration Co-operative Urological Research Group (1967) Treatment and survival of patients with cancer of the prostate. Surg Gynecol Obstet 124:1011–1017
53. Wagner RK (1972) Characterisation and assay of steroid hormone receptors and steroid binding serum proteins by agar gel electrophoresis at low temperature. Hoppe Seylers Z Physiol Chem 253:1235–1245
54. Walsh PC (1975) Physiologic basis for hormonal therapy in carcinoma of the prostate. Urol Clin North Am 2:125–140
55. Walsh PC, Hicks LL (1979) Characterisation and measurement of androgen receptors in human prostatic tissue. Prog Clin Biol Res 33:51–63

Neue Ergebnisse zur Rolle der Chemotherapie beim Prostatakarzinom

A. YAGODA [1]

Zum Problem der Chemotherapie beim Prostatakarzinom

Weniger als 10% – 20% der Patienten mit fortgeschrittenem Adenokarzinom der Prostata profitieren von einer Chemotherapie, und eine vollständige Remission (CR) wird durch diese Therapie nicht erreicht. Diese Zahlen verdeutlichen die eingeschränkte Wirksamkeit einer Zytostase bei diesem Tumor. Randomisierte Phase-III-Studien zeigten bei Patienten, die auf eine Chemotherapie ansprachen, keine signifikant höhere Überlebensdauer.

Einige Substanzen besitzen offenbar doch eine geringfügige bis mäßige Antitumorwirksamkeit. Allerdings konnten entsprechende klinische Studien bisher nicht durchgeführt werden, weil die Knochenmetastasen für die Bewertung des Ansprechens der Therapie als Hauptparameter herangezogen werden müssen. Die variable Ätiologie der hormonresistenten Prostatakarzinome im fortgeschrittenen Stadium sowie das Fehlen genauer, zuverlässiger biochemischer und biologischer Tumormarker bzw. zweidimensional meßbarer pathologischer Veränderungen machte es notwendig, als Kriterium für das Ansprechen auf die Chemotherapie subjektive Veränderungen zu wählen (Lebensqualität, Körpergewicht, Analgetikakonsum, Körper- und Leistungszustand, Wohlbefinden) [9, 32, 33]. Außerdem wurden Veränderungen der sauren Phosphatase im Serum (bzw. in der Prostata), der alkalischen Phosphatase und die Anämie beurteilt [32, 33].

Beurteilung klinischer Studien beim Prostatakarzinom

Frühere Studien stützten sich auf Größenveränderungen der Prostata (Beurteilung nur digital-rektal) und auf Veränderungen peripherer Ödeme als Sekundärerscheinung maligner Lymphopathien und/oder Tumoren im Beckenraum. Man beurteilte (aber nicht notwendigerweise zweidimensional meßbar) pathologische Veränderungen, die durch Lymphangiographie, Ausscheidungsurographie, Knochenszintigraphie und/oder Röntgenaufnahmen erfaßt wurden.

Es war häufig nicht möglich, geringfügige Veränderungen oder aber sehr langsames Fortschreiten des Tumorwachstums genau zu definieren, was irrtümlich zu der Annahme führte, daß die Erkrankung zum Stillstand (stable disease – SD) gekommen war [9, 20, 33, 34]. Verschiedene Kombinationen solcher objektiver und

[1] University Medical College, New York Hospital-Cornell, Department of Urology and Hematology/Oncology, 535 East 68 Street, New York, NY 10021, USA

G. Staehler und P.G. Fabricius (Hrsg.)
Das Prostatakarzinom. Diagnostik und Therapie
© Springer-Verlag Berlin Heidelberg 1990

subjektiver Parameter fanden Eingang in zahlreiche Kategorien zur Therapiebeurteilung.

Tatsächlich wird die Unsicherheit bei der richtigen Definition des Ansprechens dieses Tumors durch die vielen verschiedenen Kriterien deutlich, die zur Bewertung klinischer Studien verwendet wurden. Kein Kriterium ist wirklich ausreichend. Manche definieren das objektive Ansprechen als Summe aus kompletter Remission (CR), partieller Remission (PR) und Stable disease (SD) und führten eine weitere neue Definition ein: die objektive Regression, um das Erreichen des CR-PR-Stadiums abzugrenzen. Wenn alles weitere scheiterte, wurde der Begriff „objektive Remission" statistisch dadurch gerechtfertigt, daß derartige Kriterien auf die geringfügige Erhöhung der Überlebensdauer bezogen wurden.

Die Auswahl der Patienten mit Prostatakarzinom in den Studien bleibt eine unbekannte Variable. Darüber hinaus kann der Zeitraum zwischen initialer Hormontherapie und dem Einsetzen der Chemotherapie („lead-time") erheblichen Einfluß nicht nur auf die Ansprechrate, sondern insbesondere auf die Überlebensdauer haben. So können z. B. Patienten, bei denen die Zeit zwischen Diagnose und Chemotherapie lang ist, eine langsam wachsende Tumorpopulation besitzen, die auf zytostatische Therapie weniger gut anspricht (weniger Zellen in der S-Phase, mehr in der GO-Phase). Bei Patienten mit einer kurzen „lead-time"-Phase kann ein Ansprechen vorgetäuscht werden, weil sie in einem früheren Krankheitsstadium erfaßt wurden und dadurch auch eine längere Zeit überleben. In Zukunft kann das PSA dazu beitragen, genauer zu unterscheiden, ob SD-Patienten wirklich ansprechen.

Tabelle 1 zeigt die Ergebnisse von Phase-II-Studien bei ausgewählten Patienten, die im Memorial Sloan Kettering Cancer Center neue, in der klinischen Erprobung befindliche, Therapeutika erhielten, sowie kürzlich veröffentlichte Untersuchungsergebnisse für neuere Wirkstoffe im Überblick.

Das Standardverfahren im Memorial Hospital bestand in der Verabreichung neuer, in der klinischen Erprobung befindlicher, Wirkstoffe bei zuvor unbehandelten Patienten (Ausnahme: hormonelle Eingriffe in der Vorgeschichte) mit zweidimensional meßbaren Tumorparametern. Dies war ein stark selektioniertes Krankengut [15, 33, 34]. Es wurden ausschließlich Männer mit Lymphknotenvergrößerungen erfaßt, die durch physikalische Untersuchungen beurteilbar waren, oder mit meßbaren Veränderungen in Lunge, Abdomen und Becken.

Die üblichen biochemischen Marker (saure Serumphosphatase, alkalische Phosphatase und neuerdings PSA) wurden seriell gemessen und bei Erhöhung dieser Werte trotz Regression der zweidimensional meßbaren pathologischen Veränderungen in die Kategorie der Ansprechrate eingestuft. Desgleichen wurde bei Verbesserungen der biochemischen Parameter und gleichzeitigem Ansteigen der meßbaren Veränderungen ein Prozeß verzeichnet. Es wurde eingeschätzt, daß nicht mehr als 10% − 20% der Patienten mit fortgeschrittenem Prostatakarzinom für derartige Untersuchungen in Betracht kommen [9, 13, 15, 20, 31, 32, 33].

Xavier [31] stellte beim Prostatakarzinom eine initiale Inzidenz von pulmonalen Veränderungen in 1,9% bei insgesamt 367 Fällen fest, jedoch nur in 5,8% von 103 Fällen des Stadiums D_2. Da bei zahlreichen Studien die Zahl der erfaßten Patienten begrenzt ist, sind auch die 95% Vertrauensbereiche (95% CI), welche eine

Tabelle 1. Ergebnisse von Phase-II-Studien bei fortgeschrittenem Prostatakarzinom mit unterschiedlichen Chemotherapeutika (*CR* komplette Remission, *PR* partielle Remission)

Medikament (Autor)	Patientenzahl (n)	% CR + PR (95% Vertrauensintervall)
Amonafide [4]	17	12 (0 – 28)
Amsacrine [16]	18	0 (0 – 16)
Coumarin + Cimetidine [12]	14	0 (0 – 20)
Esorubicin [1]	15	0 (0 – 19)
Etoposide [23, 29, 30]	75	3 (0 – 7)
Gallium nitrate [24]	23	9 (0 – 21)
Ifosfamide [10]	14	0 (0 – 20)
Interferon-beta [8]	16	0 (0 – 18)
Iproplatin [2]	23	4 (0 – 12)
Mitoguazone [14, 22]	44	14 (4 – 24)
Mitoguazone + DFMO [11, 25]	19	0 (0 – 15)
Mitoxantrone [18, 19]	75	3 (0 – 7)
Neocardinostatin [15]	20	0 (0 – 14)
Spirogermanium [3, 7]	28	4 (0 – 11)
Trimetrexate [5]	31	17 (3 – 30)

klarere Bewertung der Wirksamkeit gewährleisteten, ebenfalls in der Tabelle aufgeführt.

Ergebnisse klinischer Therapiestudien

In einer der ersten Studien im Memorial Hospital erhielten 22 Patienten Cisplatin, von denen 12% (95% CI 34%) eine partielle Remission erreichten [34]. Bei anderen Phase-II-Studien wurden Remissionen von 0% – 25% und mehr beschrieben, was dazu führte, daß Cisplatin häufiger Teil von Kombinationstherapieschemen wurde, insbesondere in Kombination mit Doxorubicin [9, 33, 34]. Es wurde nicht nur die Wirkung monatlicher Cisplatininfusionen untersucht, sondern im Rahmen einer kürzlich durchgeführten Untersuchung auch die wöchentliche Dose von 40 mg pro m^2 bewertet, wobei sich eine vergleichbare Ansprechrate von 10% bei 39 Patienten zeigte [13].

Am Memorial Hospital wurde Neocarcinostatin und Etoposit jeweils in 20 Fällen getestet sowie Amsakrin in 18 Fällen. Die jeweiligen Ansprechraten betrugen 0% (95% CI 0% – 14%), 5% (95% CI 0% – 24%) und 0% (95% CI 0% – 16%) [8 – 10]. Weitere Phase-II-Studien mit den beiden letztgenannten Wirkstoffen wurden bisher nicht durchgeführt. Andere Untersuchungen mit Etoposit durch Walther et al. [30] und Trump et al. [29] beschrieben nur eine Remission in 36 bzw. keine in 19 Fällen.

Galliumnitrat, welches die Eigenschaft hat, die Knochenabsorption zu inhibieren und welches eine Hypokalzämie hervorruft, wurde 23 Patienten in fünf aufeinanderfolgenden Tagen infundiert [24]. Dabei waren nur 2 Remissionen von kurzer Dauer zu verzeichnen (9%, 95% CI 0% – 21%).

Bei Doxorubicin ist nach unseren Erfahrungen eine marginale Ansprechrate zu erwarten, sowohl bei der Standardverabreichung in Abständen von drei Wochen als auch bei wöchentlicher Gabe. Von 39%, die 30, 45 oder 60 mg/m^2 erhielten, sprachen nur 5% (95% CI 0% − 12%) an, wenn auch 5 weitere Fälle eine geringfügige PR oder 15 SD zeigten. Bei wöchentlicher Verabreichung von 20 mg/m^2 wurde in 12% (95% CI 1% − 32%) von 32 Fällen eine PR beobachtet [27].

Die Northern California Oncology Group kam bei 3wöchentlicher Verabreichung in einer kleinen randomisierten Studie von 13 Fällen zu vergleichbaren Ergebnissen: 7 PR (gegenüber 20% in einer Gruppe von 10 Patienten, die Doxorubicin und Cisplatin erhielten). Da jedoch hierbei die Kriterien des National Prostate Cancer Project (NPCP) für das Ansprechen (CR + PR + SD) zugrundegelegt wurden, kam es zu einem dramatischen Anstieg der Remissionsrate auf 53% (gegenüber 59% bei Kombinationstherapie) − eine nicht unerhebliche Ansprechrate für solide Tumoren [27]. Noch wichtiger ist: bei wöchentlicher Verabreichung von Doxorubicin an 25 Patienten mit einem medianen Karnofsky-Index von 70%, von denen alle zuvor unter Hormonbehandlung standen und 84% Strahlentherapie erhielten, sprachen 84% nach den NPCP-Kriterien an [28]. Von 12 Fällen mit zweidimensional meßbaren pathologischen Veränderungen sprachen 4 (33%) auf die Behandlung an. Diese Ergebnisse führten dazu, daß viele Onkologen in den Vereinigten Staaten eine wöchtenliche Verabreichung von Doxorubicin als Mittel der Wahl (first-line therapy) in hormonresistenten Fällen einsetzen. Die Schwierigkeit bei der Standarddosierung in Abständen von 3 Wochen besteht darin, daß therapeutisch voll wirksame Dosen nicht gegeben werden können. Gründe hierfür sind: Knochenmarkbefall durch den Tumor, vorherige Bestrahlung von knochenmarkhaltigen Arealen, niedriger Karnofsky-Index oder kardiale Dysfunktionen.

Nach O'Bryan et al. [17] ist die Wirksamkeit von Doxorubicin offenbar dosisabhängig, was direkt mit dem Karnofsky-Index der Patienten korrelierte. Bei Anwendung zweier verschiedener Dosisschemata fanden sich 5 Fälle von partieller Remission bei 14 Patienten mit gutem Karnofsky-Index und keiner bei 24 Patienten mit schlechtem Performensstatus; die gesamte Ansprechrate betrug 5 von 38 oder 13% [17].

Ornithin wird durch das Enzym Ornithin-Decarboxylase in Putrecin umgewandelt, welches wiederum mit Hilfe des Enzyms S-Adenosylmethionin Decarboxylase Spermidin und Spermin bildet. Inzwischen weiß man, daß diese Polyamine in der normalen Prostata und insbesondere in Prostatakarzinomzellen erhöht sind. Das letztgenannte Enzym kann durch Mitoguazon inhibiert werden. Wöchentliche Verabreichung von 500 − 600 mg/m^2 erbrachte im Rahmen einer Phase-II-Studie bei einem stark selektionierten Krankengut mit Weichteilläsionen eine partielle Remission in 24% (95% CI 11% − 44%) bei 25 Patienten. Allerdings war ein Ansprechen nur bei Weichteilläsionen (Lunge und Lymphknoten) zu verzeichnen. Bei Knochenläsionen zeigte sich keine Wirkung [22]. Die Remission war im allgemeinen nur von kurzer Dauer. In einer anderen Untersuchung zeigte die Gabe von Mitoguazon bei einem ähnlichen Dosisschema bei insgesamt 19 Patienten überhaupt keine Wirkung (95% CI 0% − 15%) [14].

In zwei Dosisfindungsstudien der Phase I, die allerdings nur auf 5 [11] bzw. 14 [23, 25] Fälle beschränkt blieben, wurde Mitoguazon mit Difluoromethyl-Ornithin (DFMO) kombiniert; somit war insgesamt bei 19 Fällen keine Remission zu verzeichnen (95% CI 0% − 15%).

Im Rahmen einer kürzlich durchgeführten Untersuchung am Memorial Hospital wurde die Effektivität des neuen Therapeutikums Antifol-Trimetrexat in einer Dosis von 8 − 29 mg/m^2 bei 31 Männern mit Weichteilläsionen beurteilt (retroperitoneal und pelvine Lymphknoten in 22 Fällen, Lebermetastasen in 4 Fällen, Lungenmetastasen in 3 Fällen, Hautmetastasen in einem Fall) [5]. Diese Medikamentendosen führten zu einer Myelosuppression in mehr als 50% der Fälle, jedoch nur in 5 Fällen wurde eine partielle Remission erzielt (17%, 95% CI 3% − 30%). Die mittlere Remissionsdauer betrug lediglich 3 Monate.

Cyclophosphamid zeigte zwar eine marginale Antitumorwirksamkeit (CA + PR, ohne DS) [9], jedoch blieb das analoge Therapeutikum Ifosfamid bei kontinuierlicher Infusion in einer Dosis von 2 mg/m^2 pro Tag für jeweils zwei Tage pro Monat ohne Wirkung. In 14 adäquat behandelten Fällen wurde keine Remission beobachtet (95% CI 0% − 20%).

Kürzlich wurde ein älteres Therapeutikum nach einem besser fundierten pharmakokinetischen Dosischema neu bewertet: 1,5 mg/m^2 pro Tag Vinblastin war an fünf aufeinanderfolgenden Tagen in Abständen von jeweils 4 Wochen offenbar wirksamer als bei der vormals untersuchten wöchentlichen Gabe [9], wie die Ansprechrate von 21% in 39 Fällen zeigte (95% CI 5% − 37%) [28]. Obgleich die mittlere Remissionsdauer nur 28 Wochen betrug, war die Toxizität nicht unerheblich; die mögliche Effektivität dieser Dosis muß durch weitere Untersuchungen bestätigt werden.

Mit dem neuen DNA-strukturverändernden Wirkstoff Amonafid wurde bei einer Dosis von 300 mg/m^2 pro Tag in fünf Tagen alle drei Wochen in 17 auswertbaren Fällen (von 25 untersuchten), 2 paritelle Remissionen (12% 95% CI 0% − 28%) erreicht [26], mit dem neuen Platin-Derivat Iproplatin (CHIP) bei 23 Fällen mit einer Dosis 300 mg/m^2 nur eine partielle Remission (4%, 95% CI 0% − 12%) (3 − 5 Fälle hatten SD) [2]. Durch einen anderen auch DNA-strukturverändernden Wirkstoff Mitoxantron wurde mit einer Dosis von 12 − 14 mg/m^2 alle drei Wochen in einer Studie von 38 Fällen keine Remission erreicht [18, 19]. Das neue Anthracyclin-Derivat Esorubicin (4-Deoxydoxorubicin) blieb in 15 Fällen wirkungslos (0%, 95% CI 0% − 19%) [1].

Der Antitumorwirkstoff Spirogermanium (eine metallhaltige Verbindung) zeigte im Rahmen einer Studie von 13 Fällen keine Wirkung, in einer anderen dagegen eine partielle Remissionsrate von 7% bei 15 Patienten [3, 7].

Neuerdings wurden immunologische Wirkstoffe getestet. Die Kombination von Coumarin und Cimetidin (beides Wirkstoffe, die das Immunsystem modulieren können) war zunächst beim fortgeschrittenen Nierenzellkarzinom wirksam. In einer anderen Untersuchung bei 14 Patienten mit fortgeschrittenem Prostatakarzinom zeigte sich keine Reaktion (95% CI 0% − 20%) [12]. Das menschliche Fibroblastoid Beta-Interferon blieb bei Verabreichung von 6 Mio. Einheiten 3mal pro Woche über 3 Monate in 16 Fällen ohne Wirkung (95% CI 0% − 18%) [8].

Schlußfolgerung

Adenokarzinome der Prostata sind gegenüber zytostatischer Therapie weitgehend resistent, obwohl in der Literatur eine Wirksamkeit von 40% bis >80% für verschiedene Substanzen, einzeln oder in Kombination, beschrieben wurde. Wie Eisenberger und Abrahms [9] in einer Übersichtsarbeit feststellten, beträgt die gesamte objektive Ansprechrate (CR und PR) 6,5% (205 Fälle). Selbst wenn die Kategorie SD mitberücksichtigt wird, erhöht sich diese Rate um nur 15% (485 Fälle). Ferner kann keine prospektiv randomisierte Studie eine statistisch signifikante Erhöhung der Überlebenszeit nachweisen. Dies gilt sowohl für Einzel- als auch für Kombinationspräparate. Verwirrung kommt auf, wenn die Inzidenz der Remission bei Cisplatin mit 0%−32% und bei Doxorubicin mit 0%−84% angegeben wird. Bei 263 Patienten betrug die gesamte Ansprechrate (CR und PR) bei Gabe von Doxorubicin bestenfalls 16% (95% CI 12%−20%). Wurde das Präparat wöchentlich verabreicht, dann fand sich eine CR- und PR-Rate von 12% für 65 Patienten, bei dreiwöchentlicher Gabe eine von 17% für nur 198 Patienten [9, 33]. Läge aber die Ansprechrate bei mehr als 50%, dann sollte man in einer ganzen Reihe von Fällen eine komplette Remission erwarten, und müßte damit einen Einfluß auf die Überlebensrate und auf die Lebensqualität der Patienten haben.

Offensichtlich sind bessere therapeutische Konzepte notwendig, um die Ansprechraten zu erhöhen. Darüber hinaus müssen genauere Marker gefunden werden, um die Tumorregression besser dokumentieren zu können, so daß sich die Beurteilung des Ansprechens nicht nur auf bildgebende Verfahren stützen muß.

Literatur

1. Braich T, Ahmann FR, Garewal HS, Robertone A, Salmon SE (1986) Phase II trials of 4′deoxydoxorubicin (esorubicin) in hormone resistant prostate cancer. Invest New Drugs 4:193−196
2. Bryan C, Munn R, John W, Macdonad J, Marshall ME (1989) Treatment of hormone refractory stage D prostate carcinoma with CHIP (NSC #256927). Proc Am Soc Clin Oncol 8:148
3. Bui NB, Chauvergne J, Brunet R, Richaud P, Hoerni B, LaGarde C, LeGuillou M (1986) Cancer de la prostate metastatique: etude de phase II du spirogermanium (NSC 192965). Bull Cancer 73:201−205
4. Craig J, Crawford E (1989) Phase II trial of amonafide in advanced prostate cancer: a Southwest Oncology Group study. Proc Am Soc Clin Oncol 8:147
5. Curley T, Engstrom CV, Scher H, Dershaw D, Yagoda A, Nisselbaum J, Eisenberger M (1989) Phase II trial of trimetrexate (TMTX) in hormone refractory bidimensionally measurable (BDM) prostate cancer (PC). Proc Am Soc Clin Oncol 8:140
6. Dexeus F, Logothetis CJ, Samuels ML, Hossan E, Von Eschenbach AC (1985) Continuous infusion of vinblastine for advanced hormone refractory prostate cancer. Cancer Treat Rep 69:885−886
7. Dexeus FH, Logothetis C, Samuels M, Hossan B (1986) Phase II study of spirogermanium in metastatic prostate cancer. Cancer Treat Rep 70:1129−1130
8. Dulbul MA, Huben RP, Murphy GP, National Prostatic Cancer Treatment Group (1986) Interferon-beta treatment of metastaic prostate cancer. J Surg Oncol 33:231−235
9. Eisenberger MA, Abrams JS (1988) Chemotherapy for prostatic carcinoma. Semin Urol 6:303−310

10. Ghosn M, Droz JP, Mahjoubi M, Theodore C, Azab M, Ostronoff M (1989) Phase II trial of ifosfamide (IFO) in hormone refractory metastatic cancer of the prostate (HRMCP). Proc Amer Soc Clon Oncol 8:141

11. Herr HW, Warrell RP, Burchenal JH (1986) Phase I trial of alpha-difluoromethyl ornithine (DFMO) and methylglyoxal bis guanylhydrazone (MGBG) in patients with advanced prostatic cancer. Urology 28:508−512

12. Marshall ME, Butler K, Hermansen D, McRoberts W (1989) Treatment of stage D hormone refractory carcinoma of prostate with coumarin (1,2-benzopyrone) and cimetidine. Proc Am Soc Clin Oncol 8:135

13. Moore MR, Troner MB, DeSimone P, Birch R, Irwin L (1986) Phase II evaluation of weekly cisplatin metastatic hormone resistant prostate cancer: a Southeastern Cancer Study Group trial. Cancer Treat Rep 70:541−543

14. Moore MR, Graham SD, Birch R, Irwin L (1987) Phase II evaluation of mitoguazone in metastatic hormone resistant prostate cancer: a Southeastern Cancer Group trial. Cancer Treat Rep 71:89−90

15. Natale RB, Yagoda A, Watson RC, Stover D (1980) Phase II trial of neocarcinostatin in patients with bladder and prostatic cancer: toxicity of a 5-day bolus schedule. Cancer 45:2836−2838

16. Natale RB, Yagoda A, Watson RC (1982) Phase II trial of AMSA (4′[9-acridinylamino methanesulfon-m-anisidide]). Cancer Treat Rep 66:208−212

17. O'Bryan RM, Baker LH, Gottlieb JA, Rivkin SE, Balcerzak SP, Grumet GN, Salmon SE et al. (1977) Dose response evaluation of adriamycin in human neoplasia. Cancer 39:1940−1948

18. Osborne CK, Drelichman A, Von Hoff DD, Crawford ED (1983) Mitoxantrone: modest activity in a phase II trial in advanced prostate cancer. Cancer Treat Rep 67:1133−1135

19. Ragahavan D (1988) Non-hormone chemotherapy for prostate cancer: principles of treatment and application to the testing of new drugs. Semin Oncol 15:371−389

20. Scher HI, Yagoda A (1987) Clinical trials in prostatic cancer: methodologies and controverses. In: Bruce AW, Trachtenberg J (eds) Adenocarcinoma of the prostate. Springer, London, pp 197−219

21. Scher HI, Yagoda A, Watson RC, Sogani P, Whitmore WF (1984) Phase II trial of doxorubicin in bidimensionally measurable prostatic adenocarcinoma. J Urol 132:1099−1102

22. Scher HI, Yagoda A, Ahmed T, Watson RC (1985) Methyl glyoxal-bis (guanylhydrazone) (MGBG): an active drug in prostate cancer. J Clin Oncol 3:224−228

23. Scher HI, Sternberg CN, Heston WDW, Watson RC, Niedzwiecki D, Hollander P, Yagoda A (1986) Etoposide in prostatic cancer: experimental studies and phase II trial in patients with bidimensionally measurable disease. Cancer Chemother Pharmacol 18:14−26

24. Scher HI, Curley T, Geller N, Heston W, Dershaw D, Chan E, Nisselbaum WDW et al. (1987) Gallium nitrate in prostatic cancer: evaluation of antitumor activity and effects on bone turnover. Cancer Treat Rep 71:887−893

25. Scher H, Smart-Curley T, Heston WDW, Reuter V, Sternberg CN, Dershaw D, Herr H et al. (1988) Phase I−II trial of alpha-difluoromethylornithine (DFMO; MDL 71 782) and mitoguazone in hormone refractory prostatic cancer (PC). Proc Am Assoc Cancer Res 19:191

26. Scher HI, Smart-Curley T, Dershaw DD, Watson RC, Nisselbaum J, Schwartz M, Yagoda A (1989) Cytotoxic chemotherapy for advanced cancer of the prostate: Memorial Sloan-Kettering Cancer Center experience. In: Johnson DC, Logothetis CJ, Von Eschenbach AC (eds) Systemic therapy for genitourinary cancer. Yearbook Medical Publ, Chicago, pp 228−232

27. Torti FM, Shortliffe LD, Carter SK, Hannigan JF, Aston D, Lum BL, Williams RD et al. (1985) Randomized study of doxorubicin versus doxorubicin plus cisplatin in endocrine unresponsive metastatic prostatic carcinoma. Cancer 56:2280−2284

28. Torti FM, Lum B, Freiha FS, Loo RK (1989) Approaches to advanced prostate cancer at Stanford University. In: Johnson DC, Logothetis CJ, Von Eschenbach AC (eds) Systemic therapy for genitourinary cancer. Yearbook Medical Publ, Chicago, pp 239−244

29. Trump DL, Loprinzi CL (1984) Phase II trial of etoposide in advanced prostate cancer. Cancer Treat Rep 68:1195−1196

30. Walther PJ, Williams SD, Troner M, Greco FA, Birch R, Einhorn LH, Southeastern Cancer Study Group (1986) Phase II study of etoposide for carcinoma of the prostate. Cancer Treat Rep 70:771–772
31. Xavier A (1989) Prostate cancer presenting with pulmonary manifestations. Proc Am Soc Clin Oncol 8:138
32. Yagoda A (1973) Non-hormonal cytotoxic agents in the treatment of prostatic adenocarcinoma. Cancer 32:1131–1140
33. Yagoda A (1983) Cytotoxic agents in prostate cancer: an enigma. Semin Urol 1:311–320
34. Yagoda A, Watson RC, Barzell WE, Sogani P, Grabstald H, Whitmore WF (1979) A critical analysis of response criteria in patients with prostate cancer treated with cis-diaminedichloride platinum II. Cancer 44:1563–1566

Sachverzeichnis

G. Staehler, Universität München (Hrsg.)

Das Nierenkarzinom

Aktuelle Therapie

Mit Beiträgen zahlreicher Fachwissenschaftler

1988. X, 138 S. 69 Abb. Geb. DM 88,–
ISBN 3-540-18775-8

Das Buch gibt eine aktuelle Darstellung der Behandlungsmethoden des Nierenkarzinoms. Neben der Wertigkeit der
heutigen bildgebenden Verfahren und der Pathologie des
Nierenkarzinoms werden die operativen Techniken und deren
Ergebnisse ausführlich dargestellt, insbesondere die organ-
erhaltende Nierentumorchirurgie (Nierentumorausschälung,
Exzisionen, die operative Ausräumung von Nierentumoren mit
Cavazapfen und die systematische radikale Lymphadenektomie
bei Tumornephrektomie). Weitere Themen befassen sich mit
dem Stellenwert der Embolisation
in der Behandlung des Nierenkarzinoms, immunologischen Aspekten sowie der Strahlentherapie
und der Chemotherapie des
metastasierten Nierenkarzinoms.

Die umfassende Darstellung des
Themas macht dieses Buch zu
einem zuverlässigen Ratgeber für
alle, die Patienten mit Nierenkarzinom behandeln.

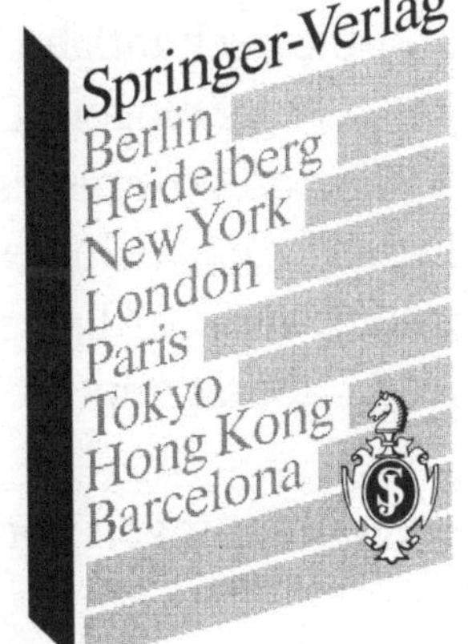